实用临床中医治疗精粹与护理技术

孙颖哲 等 主编

U0311595

中国纺织出版社有限公司

内 容 提 要

本书分别从呼吸、循环、消化、内分泌系统等常见疾病的诊治进行阐述。该书在突出中医特色的基础上，较为详尽地介绍每一疾病的病因病机、症状或证候的辨证论治，同时对中医常见病症的护理也做了详细介绍。是一本既具有临床实用价值，又能反映现代中医诊疗水平的参考用书。

图书在版编目（CIP）数据

实用临床中医治疗精粹与护理技术 / 孙颖哲等主编. -- 北京：中国纺织出版社有限公司 , 2021.11
ISBN 978-7-5180-8704-4

Ⅰ.①实… Ⅱ.①孙… Ⅲ.①中医治疗学②中医学－护理学 Ⅳ.①R242②R248

中国版本图书馆 CIP 数据核字（2021）第 140083 号

责任编辑：邢雅鑫　　责任校对：高　涵　　责任印制：储志伟

中国纺织出版社有限公司出版发行
地址：北京市朝阳区百子湾东里 A407 号楼　邮政编码：100124
销售电话：010 － 67004422　传真：010 － 87155801
http：//www.c-textilep.com
中国纺织出版社天猫旗舰店
官方微博 http：//weibo.com/2119887771
三河市宏盛印务有限公司印刷　各地新华书店经销
2021 年 11 月第 1 版第 1 次印刷
开本：787×1092　1/16　印张：6.5
字数：143 千字　定价：69.00 元

编委会

孙颖哲　黑龙江中医药大学附属第二医院
迟　蕾　黑龙江中医药大学附属第二医院
井鑫鑫　黑龙江中医药大学附属第二医院
闫晓双　黑龙江中医药大学附属第二医院
贾坤平　黑龙江中医药大学附属第二医院
于佳妮　广州中医药大学第二附属医院

前　言

随着医学科学的不断发展，医学理论逐渐完善，疾病诊断的方法越来越多，疾病诊断的技术越来越先进，一些与疾病诊断有关的仪器设备日新月异，这些先进的技术方法为疾病诊断提供了更多的信息和依据，对疾病的正确诊断发挥了重要作用。但必须明确指出，诊断疾病的基本手段和方法在诊断疾病过程中仍然是非常重要的，有时甚至是其他先进检查方法所不能替代的。临床医师不仅要掌握它，而且要熟练地应用它。医师应该根据患者的病情和具体情况合理恰当地选择某种或某些检查项目。为了满足广大读者的需求，进一步提高临床医师的诊治水平和综合技能，编者们结合各自多年的临床工作经验编写了《实用临床中医治疗精粹与护理技术》一书。在编写此书的过程中，编者参阅了国内外大量相关文献，以期对相关医务工作者有所帮助。

全书共分两章。内容涵盖了中医内科常见病、中医护理内容。本书较系统地介绍了临床常见病的病因、临床表现、诊断、治疗与护理，吸收了现代临床医学的新进展，结合作者多年的临床工作经验，内容丰富新颖，科学实用，是基层医务工作者和医学院校良好的专业参考书。

由于编者均为临床一线工作者，且水平和时间有限，书中难免存在不足之处，敬请广大读者批评、指正。

孙颖哲

2021 年 3 月

目　录

第一章　中医内科常见病

第一节　呼吸系统疾病

一、支气管哮喘

支气管哮喘简称哮喘，是由多种细胞特别是肥大细胞、嗜酸性粒细胞和 T 淋巴细胞参与的慢性气道炎症，出现广泛多变的可逆性气流受限。

哮喘中医称为"哮病"或"哮证"，但中医的哮病和西医的支气管哮喘又不完全相同，西医的喘息性支气管炎等也归在中医的哮病之中。

（一）病因病机

中医学认为哮喘是宿痰内伏于肺，与遗传、体质、环境、外感、饮食、劳倦等因素有关。哮喘的病因以肺虚、脾虚、肾虚为本，以风、寒、热、湿、痰、瘀为标，发作期以实证表现为主，缓解期以虚证表现居多。

支气管哮喘病位在肺，与肝、脾、肾、心关系密切。发病原因是多方面的，最常见的原因有外邪侵袭，情志失调，体质虚弱，饮食不当等。

1. 外邪侵袭

外感风寒或风热之邪，未能及时表散，邪蕴于肺，壅阻肺气，气不布津，聚液生痰而成哮病。或吸入花粉、烟尘、异味气体等，影响肺气的宣发，以致津液凝聚，痰浊内蕴，发生哮病。

2. 情志失调

情志不遂，肝气郁结，木不疏土或郁怒伤肝，肝气横逆犯脾，脾失健运，水湿蕴成痰浊，上干于肺，阻遏肺气，发为哮病。

3. 体质虚弱

体质不强，或病后体弱，如幼年患麻疹、顿咳，或反复感冒，咳嗽日久等，以致肺气亏虚，阳虚阴盛，气不化津，痰饮内生；或阴虚火盛，热蒸液聚，痰热胶固。体质不强多以肾虚为主，而病后所致者多以肺脾虚为主。

4. 饮食不当

贪食生冷，寒饮内停，或嗜食酸咸甘肥，积痰蒸热，或因进食海产鱼蟹虾等食物，而致脾失健运，饮食不归正化，痰浊内生，上干于肺。由于个体素质的差异，对不同食物致病的敏感性也有区别，所以本病古有"食哮""鱼腥哮""卤哮""糖哮"等名。

（二）相关检查

1. 血液检查

发作时可有嗜酸性粒细胞增高。如合并呼吸道感染时，可有白细胞总数及中性白细胞增高。

2. 呼吸功能检查

（1）通气功能检测：哮喘发作时因气道阻塞致呼气流速的全部指标均明显下降，1 秒钟用力呼气量（FEV_1），1秒钟用力呼气量与肺活量比值（$FEV_1/FVCW$）、最大呼气中期流速（MMEF）以及呼气峰值流速（PEF）等均减少。肺活量指标显示用力肺活量减少、残气量、功能残气量和肺总量增加，残气量与肺总量比值增大。

（2）支气管激发试验：常用吸入激发剂如组织胺、醋甲胆碱，以测定气道反应性。吸入激发剂后其通气功能下降，气道阻力增加。激发实验只用于 FEV_1 在预计值的 70% 以上的患者。如 FEV_1 下降 > 20%（指在设定的激发剂量范围内），可诊断为激发实验阳性。

（3）支气管舒张试验：常用吸入型的支气管舒张剂如特布他林、沙丁胺醇等，测定气道气流受限的可逆性。若 FEV_1 比用药前增加 > 15%，且绝对值 > 200 mL，可诊断为支气管舒张试验阳性。

（4）PEF 及其变异率的测定：PEF 可反映气道功能的变化。哮喘发作时 PEF 下降。因哮喘常于夜间或凌晨发作或加重，使通气功能下降，故其通气功能具有时间节律变化的特点。若昼夜 PEF 变异率为 20%，符合气道气流受限可逆性改变的特点。

3. 痰液检查

可见较多嗜酸性粒细胞。

4. 动脉血气分析

哮喘发作严重时可有缺氧，动脉血氧分压（PaO_2）降低，因过度通气致二氧化碳分压（$PaCO_2$）下降，pH 上升而呈呼吸性碱中毒。哮喘持续状态，气道严重阻塞，不仅缺氧，动脉氧分压（PaO_2）下降，还可伴二氧化碳潴留，出现呼吸性酸中毒。如缺氧明显，可合并代谢性酸中毒。

（三）诊断标准

对于有典型症状和体征的患者，除外其他疾病引起的喘息、气急、胸闷和咳嗽后，可做出临床诊断；对不典型病例，应做支气管舒张或激发试验，阳性者可确诊。

（四）鉴别诊断

1. 慢性阻塞性肺疾病（COPD）

多见于中老年人，有慢性咳嗽史，喘息长年存在，有加重期。患者多有长期吸烟或接触有害气体的病史。有肺气肿体征，两肺或可闻及湿啰音。但临床上严格将 COPD 和哮喘区分有时十分困难，用支气管舒张剂和口服或吸入激素做治疗性试验可能有所帮助。COPD 也可与哮喘合并同时存在。

2. 左心力衰竭引起的喘息样呼吸困难

过去称为心源性哮喘，发作时的症状与哮喘相似，但其发病机制与病变本质则与支气管哮喘截然不同，为避免混淆，目前已不再使用"心源性哮喘"一词。患者多有高血压、冠状动脉粥样硬化性心脏病、风湿性心脏病和左房室瓣（二尖瓣）狭窄等病史和体征。阵发性咳嗽，常咳出粉红色泡沫痰，两肺可闻及广泛的湿啰音和哮鸣音，左心界扩大，心率增快，心尖部可闻及奔马律。病情许可做胸部 X 线检查时，可见心脏增大，肺瘀血征，有助于鉴别。若一时难以鉴别，可雾化吸入 $β_2$ 肾上腺素受体激动药或静脉注射氨茶碱缓解症状后，进一步检查，忌用肾上腺素或吗啡，以免造成危险。

3. 变态反应性肺浸润

见于热带嗜酸性粒细胞增多症、肺嗜酸性粒细胞增多性浸润、多源性变态反应性肺泡炎等。致病原为寄生虫、原虫、花粉、化学药品、职业粉尘等，多有接触史。症状较轻，患者常有发热。胸部 X 线检查可见多发性、此起彼伏的淡薄斑片浸润阴影，可自行消失或再发。肺组织活检也有助于鉴别。

（五）辨治思路

本病主要的病理基础为气逆、痰阻、血瘀。气、痰、瘀是标，肺、脾、肾虚是本。治疗上应标本兼治，攻补兼施。临床常调气、化痰、活血、补虚法参合而用，应突出主要病机，采用相宜治法。哮喘发病多以寒邪为患，因此，"病痰饮者，当以温药和之"，遵照"治肺不远温"的原则，切不可过用寒凉之剂。支气管哮喘临证必须分清证候之虚、实以及标本缓急。根据"急则治其标，缓则治其本"的原则，发作期重在治标，缓解期重在治本。在发作期可以西药治疗为主，如糖皮质激素、支气管扩张剂等，可迅速缓解哮喘症状。缓解期以中医治疗为主，采用补肺、健脾、益肾等方法扶正固本，配合针灸敷贴，冬病夏治，可得良效，是预防哮喘复发的有效手段。

（六）分期辨治

1. 先兆期

此期基本病机为风感痰阻，治疗基本原则为祛风解痉、化痰平喘。

[证候]　既往有哮喘病史，突然出现咽痒胸闷、喷嚏、流涕、咳嗽、痰少色白或无痰，舌质淡，苔薄白，脉浮紧。

[方药]　祛风解痉平喘汤

[加减]　炙麻黄、杏仁、地龙、苏子、苏叶、白芍、紫菀、冬花、白果。

[方药评述]　方以麻黄、苏叶、杏仁疏风散寒、宣肺平喘；地龙解痉，白芍缓急，苏子降气定喘；紫菀、冬花、白果化痰止咳平喘，诸药合用，共奏祛风散寒、解痉化痰、止咳平喘之功。

[加减]　胸闷明显或胸痛者，加栝楼、葱白以宽胸理气；鼻塞流涕重者，加荆芥、防风、辛夷以散风通窍。

2. 发作期

此期基本病机为痰阻气闭、肺失宣降。主要有寒痰阻肺，肺失宣降和痰热壅肺，肺气上逆两种类型，其治则亦有宣肺散寒、化痰平喘和清化热痰、降气定喘之分。

（1）宣肺散寒，化痰平喘。

[证候]　咳喘，喉中痰鸣，如水鸡声，咳吐稀痰，呼吸急促，胸膈满闷、不得平卧，面色青晦，舌质淡，舌苔白滑，脉浮紧。

[方药]　射干麻黄汤

[加减]　麻黄、干姜、细辛、半夏、紫菀、冬花、杏仁、陈皮、苏子、五味子。

[方药评述]　方中麻黄、杏仁、细辛宣肺散寒，止咳平喘；射干配干姜、半夏、紫菀、冬花温肺化痰以止咳平喘；苏子降气定喘，陈皮理气化痰健脾，五味子补气敛肺，共收宣肺散寒，化痰平喘之功。适应于外源性哮喘或混合性哮喘而感染不明显者。

[加减]　痰涎壅盛者，加葶苈子、枳实以泻肺涤痰顺气；恶寒肢冷甚者，加桂枝、肉桂以

温阳散寒。

（2）清化热痰，降气定喘。

[证候] 喘急，喉中痰鸣，气促胸高，张口抬肩，不能平卧，咯痰色黄或白，黏浊稠厚，咯吐不利，胸闷，烦躁，口渴喜饮，大便秘结，舌质红，苔黄腻，脉滑数。

[方药] 定喘汤。

[加减] 麻黄、黄芩、桑白皮、杏仁、半夏、款冬花、苏子、白果、生石膏、浙贝、地龙、全瓜蒌。

[方药评述] 方以黄芩、生石膏清泻肺热，配伍半夏、冬花、白果、栝楼以清化热痰；麻黄、杏仁开宣肺气，止咳平喘；桑白皮、苏子清降肺气，止咳平喘；地龙解痉通络，清热平喘，诸药相合，共奏清化热痰，降气平喘之功。适应于内源性哮喘、混合性哮喘及外源性哮喘合并呼吸道感染者。

[加减] 痰黄稠难咳者，可加鱼腥草、败酱草以清热解毒化痰；痰鸣喘息不得卧，腑气不通，可加葶苈子、大黄以通腑泄热涤痰降肺平喘；口渴欲饮者，加知母、花粉、芦根以养阴清热。

3. 缓解期

缓解期的基本病机为肺、脾、肾正气之虚，余邪未尽。其治疗的基本原则就是扶正固本，或兼清余邪。临床常用的治则有健脾化痰、补肺固表和肺肾双补、纳气归元。

（1）健脾化痰，补肺固表。

[证候] 咳嗽气短，痰多色白，自汗畏风，乏力，食欲缺乏，常因饮食不当、劳累或气候变化而诱发哮喘，舌质淡，苔白腻，脉细软。

[方药] 六君子汤合玉屏风散。

[加减] 党参、白术、黄芪、茯苓、防风、陈皮、半夏、甘草、薏苡仁、柴胡、赤芍。

[方药评述] 方以四君子汤健脾益气，培土生金，玉屏风散益肺固表，使脾肺正气得健，邪不可侵；半夏、陈皮理气燥湿化痰，薏苡仁健脾渗利，以清余邪，柴胡、赤芍调理肝气，既助脾气之健，又可协调肝肺升降，从而使脾肺正气健旺，痰湿余邪得除，气机升降正常，而宿疾得愈。

[加减] 痰多质稀者，加细辛、干姜、桂枝以温肺化饮；纳呆腹胀者，加内金、焦三仙以健胃消食；咳嗽甚者，加杏仁、苏子以宣降肺气，化痰止咳。

（2）肺肾双补、纳气归元。

[证候] 咳嗽气短，神疲乏力，畏寒自汗，动则喘促，腰膝酸软，头晕耳鸣，或阳痿遗精，舌质淡胖，苔白，脉沉细。

[方药] 金匮肾气丸。

[加减] 党参、黄芪、肉桂、熟地、山萸肉、山药、丹皮、茯苓、泽泻、胡桃肉、紫河车、五味子。

[方药评述] 方以六味地黄丸滋补肾阴，固阳气之基，以肉桂、胡桃肉、紫河车温补肾阳，摄纳肾气；党参、黄芪补益肺脾；五味子补益肺肾，收敛肺气，与胡桃肉、紫河车相须为用而纳气归元，止咳定喘。诸药相合，扶正固本，使气健旺而病不再发。

[加减] 畏寒肢冷甚者，可加补骨脂、仙灵脾、鹿角霜以混补肾阳；自汗甚者，加制附片、龙骨、牡蛎以助阳敛汗。

二、慢性支气管炎

慢性支气管炎是由于感染或非感染因素引起气管、支气管黏膜及其周围组织的慢性非特异性炎症。其病理特点是支气管腺体增生、黏液分泌增多。临床出现有连续两年以上，每持续三个月以上的咳嗽、咳痰或气喘等症状。早期症状轻微，多在冬季发作，春暖后缓解；晚期炎症加重，症状长年存在，不分季节。疾病进展又可并发阻塞性肺气肿、肺源性心脏病，严重影响劳动力和健康。

本病与中医学的"久咳"病相类似，归属于中医学"咳嗽""喘证"等范畴。

（一）病因病机

中医学认为，慢性支气管炎的发生和发展，主要与外邪侵袭和内脏亏损有关，特别是与肺、脾、肾等脏腑的功能失调密切相关。

1. 外邪侵袭

六淫之邪侵袭肌表，或从口鼻而入，或从皮毛而侵，内合于肺，肺失肃降，肺气不宜，痰浊滋生，痰浊阻塞胸肺，故可引起咳嗽、咯痰。由于外邪性质的不同，临床又有寒、热的差异。

2. 肺脏虚弱

久咳伤肺，肺气不足，复因外邪侵袭，清肃失职而发病。肺气不足，气失所主，清肃无权，气不化津，积液成痰，痰湿阻肺，致使咳喘缠绵不愈。

3. 脾虚生痰

"脾为生痰之源，肺为贮痰之器"。久病不愈，耗伤脾气，脾阳不足，脾失健运，水谷无以化生精微，聚湿生痰。痰浊上浪于肺，堵塞气道，肺失宣降，而致咳嗽痰多。

4. 肾气虚衰

肾主纳气，助肺以行其呼吸。肾气虚弱，吸入之气不能经肺下纳于肾，气失归藏，则肺气上逆而表现为咳嗽喘促，动则愈甚。久病不愈，必伤于阴，肾阴亏耗，津液不能上润肺金，或虚火上扰，灼伤肺阴，肺失滋润，而致咳喘。

总之，本病病因病机常因暴咳迁延未愈，邪恋伤肺，使肺脏虚弱，气阴耗伤，肺气不得宣降，故长期咳嗽、咯痰不愈，日久累及脾肾。病情多为虚实夹杂，正虚多以气虚为主或兼阴虚，痰饮停聚为实，或偏寒，或偏热，日久夹瘀。其病位在肺，涉及脾、肾。

（二）相关检查

1. 血常规检查

细菌感染时可出现白细胞总数和中性粒细胞增高。

2. 痰液检查

涂片可发现革兰阳性球菌或革兰阴性杆菌，痰培养可发现致病菌。

3. X 线检查

早期可无异常，随着病情发展，可见肺纹理增多、变粗、扭曲，呈网状或条索状阴影，向肺野周围延伸，以两肺中下野明显。

4. 肺功能检查

本病早期病变多在小气道，大气道通气功能尚在正常范围内，常规肺功能检查可无异常发现，但闭合气量检测可见增大，最大呼气流速－容量曲线图形异常，最大呼气中段流速（MMEF）降低。以后发展至气道狭窄或有阻塞时，出现阻塞性通气功能障碍，表现为第1秒用力呼气量FEVO下降、合并肺气肿时，肺残气量明显增高，肺总量也增大。

（三）诊断

COPD诊断要根据病史、体征、实验室检查等多方面综合进行。

1. 病史

症状出现前，患者通常有长期吸烟史。咯痰的发生为隐匿性的，最初咯痰只发生在清晨，每日痰量很少超过60 mL。痰往往呈黏液状，症状加重时可呈脓性。急性疾病时的特征为进行性咳嗽，多脓痰，喘，呼吸困难和间断发热。急性加重期内，可有低氧血症伴发绀，红细胞增多时发绀则更加重。晨起头痛提示有高碳酸血症存在；高碳酸血症伴有更为严重的低氧血症常常出现于疾病的终末期。某些COPD患者可有体重降低。低氧血症和高碳酸血症的患者可发展为肺源性心脏病，伴有右心衰竭。

2. 体格检查

COPD早期，查体可以发现呼吸时间延长以及用力呼气时出现哮鸣音。随着气流阻塞的不断进展，可表现出肺部充气过度，胸廓的前后径增加。膈肌活动也受限，呼吸音降低，心音遥远。肺底部可听到湿啰音，尤其在用力呼气时湿啰音更为明显。

晚期患者常有一定的体位以减轻呼吸困难，例如身体前倾，并用双手支撑上半身。颈部和肩部的肌群都参与呼吸运动，患者常有发绀。右心衰竭时，有肝大，颈静脉怒张尤其在呼气时更为明显，这与胸腔内压增加有关。严重的高碳酸血症时可出现扑击样震颤。

（四）鉴别诊断

鉴别COPD和存在持续气流阻塞的老年慢性哮喘，是临床上的一大难题。虽然有时两者之间差别不大，但是根据某些临床特征，还是可鉴别COPD和慢性哮喘。一般认为：

（1）COPD有重度的吸烟史，影像学上有肺气肿的证据，弥散功能降低，慢性低氧血症等支持COPD的诊断。

（2）慢性哮喘如与上述4项特征相反，且应用支气管扩张药或皮质激素后肺功能显著改善则支持哮喘的诊断。

（五）中医治疗

1. 急性发作期及迁延期

急性发作期是指1周内出现脓性或黏液脓性痰，痰量明显增多或伴有其他炎症表现，或1周内咳、痰、喘症状任何一项加剧，或重症患者明显加重者。

慢性迁延期是指患者有不同程度的咳、痰、喘症状，迁延不愈，或急性发作期症状一个月后仍未恢复到发作前水平。在迁延期阶段因咳、痰、喘诸症持续存在，迁延不愈，从而使正虚益甚，虚实夹杂，正虚邪恋，因此治疗时应审因论治，标本兼顾，扶正达邪。邪重时祛邪以扶正，邪去大半则以扶正为主，兼以驱邪。通过调理，扶助正气，使机体产生抗邪能力，患者的病情便可逐渐缓解。

（1）热痰（热喘）：现代医学认为咯痰是慢性支气管炎的主要症状之一，痰量的多少及痰液的性质、颜色是判断病情发展的标志。而慢阻肺病中医辨证分型中的热痰证与寒痰证则代表了一系列的病理变化和临床表现。为了探讨其发病机制与病变实质，有些学者从痰的病理细胞学、痰生化学和痰细菌学等方面进行了多学科、多指标的综合研究。认为热痰的病理实质主要是一个炎症的过程，并且感染的程度比寒痰严重。气管黏膜的损伤显著，同时还存在全身性的炎症反应。炎症的性质以细菌性炎症为主，但从痰嗜酸性粒细胞和痰组织胺的浓度及总量分析，变态反应在热痰的病理过程中也占有重要的地位；同时从痰中特殊坏死细胞检出情况分析，有不少病例曾有过病毒感染。因此，在同一患者中常同时看到细菌性、病毒性及过敏性炎症。热痰的另一个病理特征是自主神经功能失调类型，以交感神经功能亢进为主或副交感与交感神经同时亢进为多见。这些病理生理变化的特征可解释热痰患者的全身性症状，如发热、口渴、大便干、舌质红、脉弦滑数等。这与中医的病因病机与辨证完全吻合。

［证候］咳嗽、咯吐脓或黏浊痰，常不易咯出，或喘息，胸闷，喉中痰鸣，或兼发热，流涕，咽痛，口渴，尿黄，便干，舌质红，苔黄，脉弦滑数。

病机特点：肺气素虚复又风热犯肺或外感风寒，循经传里，入里化热；或素体痰湿内盛，复感外邪化热，痰热互结，阻遏肺气，肺失宣降，气逆于上而发咳喘。

［治则］宣肺清热，止咳化痰，降逆平喘。

［方药］：

1）清金化痰汤：山栀、知母、桑白皮、栝楼、贝母、麦冬、橘红、茯苓、甘草。

［方药评述］方中黄芩、山栀、知母、桑白皮清泄肺热；栝楼、贝母、麦冬润燥化痰；橘红、茯苓、桔梗、甘草祛痰止咳。该方组方严谨，共呈清肺化痰功效，为治疗热痰咳嗽的要方。

［加减］若患者痰黄如脓或腥臭，可酌加鱼腥草、冬瓜仁、苇茎加强清热解毒化痰的作用；如发热、流涕、咽炎病等表证明显，应加银花、连翘清热解表；便秘可加大黄泄热；若痰热伤津出现口渴、咽干，应配南沙参、天冬、花粉等养阴生津。

2）麻杏石甘汤合定喘汤：麻黄、杏仁、生石膏、甘草、桑白皮、黄芩、半夏、苏子、白果、款冬花。

［方药评述］方中麻黄开泄肺气，生石膏清泄肺热，并制约麻黄的发汗作用，使其充分发挥宣肺平喘之功；杏仁助麻黄宣降肺气以平喘；桑白皮、黄芩清泄肺热，相互配伍，以消除致病之因；半夏、苏子、款冬花祛痰、降逆平喘，与麻黄、杏仁配伍，一宣一降，可加强宣肺化痰平喘之功；白果味甘性涩，既有化痰浊作用，又能敛肺平喘，与麻黄配伍，一开一收，既可加强止咳平喘之功，又能防止麻黄过于耗散之弊，甘草调和诸药，兼以化痰。总之，宣、清、降三法并用，共奏宣肺清热、降逆平喘之功。

［加减］若痰多黏稠，加栝楼、射干、海蛤粉加强清热化痰之功。痰涌便秘、喘不能卧，酌加葶苈子、大黄涤痰通腑。口渴、咽干加贝母、花粉。

现代药理研究认为麻杏石甘汤具有明显抗病毒、抑菌及解热作用。实验证明，麻杏石甘汤及组方各味药物对金黄色葡萄球菌，绿脓杆菌等有一定抑制作用，尤其麻黄的作用更强。经家兔耳静脉注射伤寒、副伤寒疫苗后，致家兔发热，以麻杏石甘汤灌肠后 1 h 观察，有显著的降温作用，麻杏石甘汤还能显著提高免疫功能。

定喘汤则具有明显的祛痰、平喘、镇咳作用。实验表明定喘汤能促进酚红分泌进入支气管，增加呼吸道的分泌物以稀释痰液。并能抑制乙酰胆碱和 5- 羟色胺对支气管平滑肌的收缩，解除支气管痉挛，以达到平喘的目的。另外还具有抑菌作用。

上述研究为两方联合应用治疗慢性支气管炎急性发作期的热证，提供了药理学依据。

（2）寒痰：寒痰证痰的性状为白色、清稀、量多，虽与热痰不同，但也属感染。只是从痰的病理细胞学、痰生化学等指标分析，寒痰以病毒感染多见，炎症的程度相对较轻。另外与热痰相比，显著的不同还在于自主神经功能失调的类型，寒痰常以副交感神经功能亢进为主，因此分泌亢进，痰呈清稀、量多。这些病理生理的变化，同样可解释寒痰出现的全身性症状，如恶寒、口不渴、尿清长、舌质淡等证。

[证候] 咳嗽、咯痰、痰性状为白色泡沫或黏稀，常较易咯出，或咳喘胸闷，喉中痰鸣，或兼恶寒发热，流清涕，口不渴，尿清长，舌苔薄白或白腻，脉弦紧。

病机特点：内有痰饮，复感风寒，外寒引动内饮，形成肺卫表里同病。水与寒相搏，水寒射肺，肺失肃降而致咯痰喘。

[治则] 宣肺散寒、温化水饮、止咳平喘。

[方药] 小青龙汤：麻黄、细辛、干姜、甘草、桂枝、五味子、半夏。

[方药评述] 方中麻黄、桂枝发汗解表，宣肺平喘，白芍配桂枝调和营卫；干姜、细辛温肺化饮，干姜温中，使脾能散精，上归于肺，肺能通调水道，下输膀胱，水液运行正常则饮邪易消。半夏苦温专入肺脾二经，燥湿化痰、蠲饮降浊。《内经》有云"肺欲收，急食酸以收之，以甘缓之"。五味子性涩收敛，与发散之品相配，意在一收一散，相互制约，发散之中防肺气之耗散。甘草调和诸药，合白芍酸甘化阴以缓麻、桂辛散太过。

[加减] 加生石膏为小青龙加石膏汤，该方临床应用范围较广。在急性发作期，寒热错杂，尤其是兼有内热的患者较为多见。加入生石膏不仅能治里热烦躁，又能抑制麻黄的发汗力，突出麻黄的利水作用，祛痰效果颇佳，即古人称本方涤饮之力甚强，其理即在于此。

现代药理研究认为小青龙汤具有平喘作用，通过对新斯的明所致麻醉猫实验性支气管痉挛的研究，证明该复方 10% 煎剂，按每千克体重 1 mL 做静脉注射，对解除支气管痉挛有显著作用。小青龙汤及其大部分组成药，都能不同程度地拮抗组织胺、乙酰胆碱和氯化钡等引起的气管收缩，显示程度不等的气管平滑肌松弛作用。另外还具有抗过敏作用及扩张血管、促进血液循环及提高局部温度等作用，这些对治疗慢阻肺无疑大有裨益。

慢阻肺的患者在急性发作期虽以标实证为主，但也有肺、脾、肾之脏的虚损。因此治疗时虽以治标为急，但在具体运用疏风解表、祛寒或清热时，仍要考虑到本虚的情况。对肺肾阴虚的患者，受外邪后虽有外邪束表的症状，仍应慎用发汗药，以防汗多伤阴，对脾肾阳虚的患者，宜少用苦寒清热药，中病即止，提防苦寒伤及人体的阳气，使机体正气更虚，不利于祛邪外出。

2. 缓解期（本证）

临床缓解期是指患者经过治疗或自然缓解，咳、痰、喘症状不足轻度，可维持 2 个月以上患者主要表现为各种虚证。经过多年的临床观察和实验研究证实，在缓解期针对患者虚多实少的病机应用扶正固本疗法，促进机体虚损脏器逐渐复原，提高机体自身抗病能力，可防止病情进展，以期求得根治。

（1）肺气虚：肺气虚是慢阻肺病的初期阶段，病变往往限于慢性支气管炎，临床上主要表现为易感冒。一些学者应用多种指标对肺气虚的本质及病理改变进行了研究，认为肺气虚即呼吸道防卫功能失常，表现在纤毛柱状上皮细胞的损伤，纤毛脱落，运动减慢。呼吸道局部特异性和非特异性免疫功能减低，细胞免疫功能轻度低下，微循环轻度障碍。自主神经功能失调为副交感神经功能偏亢，CAMP 轻度下降，CGMP 轻度上升。实验病理显示了呼吸道炎证明显。

〔证候〕以咳为主，咳声无力，多为单咳或有间歇咳，白天甚于夜间。痰量不多，多汗，恶风，乏力，易感冒，舌质正常或稍淡，舌苔薄白，脉沉弦细或细缓。

病机特点：肺气不足，宣肃失职，卫外不固。

〔治则〕补肺固表、降气止咳。

〔方药〕玉屏风散合补肺汤加减：黄芪、防风、白术、党参、山药、五味子、紫菀、桑白皮。

〔方药评述〕党参、黄芪补益肺气，白术、山药健脾益气，脾气旺则土能生金，肺气足则可固表实卫；防风配黄芪，一散表，一固表，二药相合，黄芪得防风则固表而不留邪，防风得黄芪则祛邪而不伤正；桑白皮降气平喘，紫菀润肺止咳，五味子敛肺生津。诸药合用，补中有疏，散中寓补，使肺气得补，卫气得固，则诸证可愈。

〔加减〕若肺气虚甚加冬虫夏草以增强补益肺气之力；若自汗不止，加牡蛎、浮小麦滋阴潜阳敛汗；若咳嗽、痰量较多，加陈皮、半夏、冬花止咳化痰。

现代药理对玉屏风散研究得较多。实验证实，该方对小鼠脾脏抗体形成细胞数有明显双向调节作用，此作用与 CAMP、CGMP 的含量密切相关。单味药研究发现，黄芪是玉屏风散对小鼠脾脏双向调节的主药，单味防风或防风加白术则无此作用，当机体免疫功能亢进时，防风能协同黄芪使免疫功能趋于正常，对免疫功能偏低者，黄芪能使之提高，而防风或防风加白术则无此作用。玉屏风散还具有抗过敏作用，动物实验表明，防风具有非特异性刺激小鼠产生较多游离抗体。中和侵入机体的过敏源的作用，还能抑制 IgE 的产生，抑制肥大细胞释放生物活性物质，因此可对抗Ⅱ型变态反应。这些与现代医学研究慢性支气管炎属肺气虚型的病理改变完全相一致，与中医的病因、病机、治则也相吻合。

（2）脾阳虚：脾阳虚是慢性支气管炎向肺气肿发展的移行阶段，也是慢性阻塞性肺部疾病发展过程中重要的转折点。临床上主要表现痰多，肺部的病变有所发展，肺纹理增粗，并开始出现肺气肿，肺功能有轻度至中度的减退。循环系统的检查表明血管有轻度的受累并有微循环的障碍。消化系统有一定的功能和器质性改变，小肠吸收功能明显下降。自主神经功能失调以副交感神经功能偏亢较为普遍。呼吸道 IgA 下降，而痰溶菌酶总量升高。细胞免疫功能降低，自身免疫中抗核抗体阳性有所增加。CAMP 降低，CGMP 上升。实验病理除显示呼吸道病变外，尚见到消化系统网状内皮细胞系统呈现病变。

〔证候〕咳声重浊，多为连声咳，夜重昼轻，有黏液或浆液痰，痰量常在中等以上，食欲不振，饭后腹胀，面容虚肿，大便溏软，舌质淡或胖，有齿痕，舌苔白或白腻，脉濡缓或滑。

病机特点：肺气虚损，子病及母，日久脾阳温衰，湿聚生痰。

〔治则〕温阳健脾，燥湿化痰。

〔方药〕苓桂术甘汤加味：桂枝、茯苓、白术、炙甘草、党参、陈皮、半夏、杏仁、厚朴。

[方药评述] 方中桂枝温运中阳，党参补脾益气，白术健脾燥湿，以促进脾的运化，以终生痰之源；茯苓健脾淡渗利湿，使湿从小便而解；白术、茯苓相须为用，相得益彰，则湿不内生，脾亦不为湿困；陈皮、半夏理气燥湿化痰；杏仁降气止咳，厚朴下气除满，诸药相合，使气顺则痰降，湿去则痰化，痰湿一除，则咳喘自平，炙甘草甘温益气，调和诸药。

[加减] 若见胸闷食欲缺乏，可加砂仁、谷麦芽，化湿醒脾，行气宽中，便溏可加山药、薏米，健脾止泻。舌苔厚腻加苍术，以加强健脾燥湿作用。

中医对脾阳虚的治疗已形成一套完整的理论、治则、方药。现代药理研究已证明这些健脾益气的方剂如六君子汤、补中益气汤、附子理中丸等具有如下作用：①促进胃蠕动。②抑制肠蠕动，提高小肠吸收功能。③提高胰腺外分泌功能。④提高血浆蛋白，主要是清蛋白的水平。⑤改善糖代谢过程，提高 LDH 水平和线粒体氧化磷酸化能力。⑥调整失衡的自主神经功能。上述作用的共同结果是可以改善消化吸收功能，提高机体的营养水平，增加免疫力，使机体康复。

（3）肾阳虚：慢性阻塞性肺部疾病发展到肾阳虚阶段，是由呼吸系统开始，逐渐波及全身各系统的一个演变过程。

[证候] 咳嗽气短，动则气喘，呼多吸少，咳嗽多为阵咳，夜重于昼，痰量多，腰酸肢软，夜尿频多或咳则遗尿、头昏耳鸣、身寒肢冷，气短语怯，舌质淡胖，舌苔白滑润，脉沉细。

病机特点：久病及肾，肾阳虚衰。

[治则] 温补肾阳，纳气平喘。

[方药] 金匮肾气丸合参蛤散加减：熟地、山萸肉、山药、丹皮、茯苓、泽泻、肉桂、附子、人参、蚂蚁。

[方药评述] 方子中的肾气丸可以温补肾气，人参大补元气，蛤蚧补肺温肾，诸药相合，共同起到温补肾阳，纳气平喘的作用。

[加减] 肾阳虚甚，可更加补骨脂、胡桃肉、紫河车；脐下动悸，气从少腹上窜者，加紫石英、磁石以降气、纳气；下肢水肿，小便不利可加牛膝、车前子。

现代药理研究证实金匮肾气丸对全身许多脏器和系统均有调节作用，主要表现在以下几个方面：①神经系统：有调节神经中枢细胞代谢的作用。慢阻肺肾阳虚患者副交感神经偏亢，促使局部呼吸道感受器兴奋性增加、阈值下降，不但局部气管黏液腺分泌增加，受自主神经支配的其他组织患者功能和反应性也随之改变，所以可以见到便溺、尿频等。用金匮肾气丸后则能降低副交感神经兴奋性，故不但痰咳减少，上述症状也相应好转。②内分泌系统：慢性肾阳虚患者肾上腺皮质功能、甲状腺、性腺功能低下，而金匮肾气丸能使肾上腺皮质分泌增加，使能量代谢加强，调节改善性功能。③免疫方面：提高巨噬细胞吞噬率及淋巴细胞转化率，对玫瑰花形成和 IgE、IgA 水平有一定调节作用。可见补阳提高了免疫防卫功能，从而抵御气温变化与感染因素，使病情得到稳定。④循环系统：可改善微循环，并加快心率、加强心肌收缩力。⑤泌尿系统：改善肾功能，增加肾有效血容量，从而利尿、消肿。⑥抑菌作用：金匮肾气丸中，丹皮、茯苓、泽泻、山萸肉分别对葡萄球菌、变形杆菌、绿脓杆菌等细菌有抑菌作用。

（4）阴阳俱虚：阴阳俱虚是慢阻肺病从慢性支气管炎发展到肺气肿最严重的一型。有明显的肺气肿和肺动脉高压以及右心室肥大，肺功能损害严重。常见低氧血症和高碳酸血症，微循环明显障碍，肾上腺、甲状腺等内分泌功能与细胞免疫功能较肾阳虚型更为低下。病理解剖显示除肺、心、内分泌、肾、消化患者病变外，各脏器均有改变。实验病理见多脏器病变更为严重。

[证候]　在肾阳虚的基础上兼有口干咽燥，五心烦热，潮热盗汗等阴虚证，舌体胖、色紫，少苔或无苔，常有瘀象，脉细数。

病机特点：阳损及阴，阴阳俱虚，摄纳无权。

[治则]　阴阳双补，纳气平喘，佐以活血。

[方药]　金匮肾气丸加黄芪、人参、麦冬、五味子、黄檗、知母、丹参、当归。

[方药评述]　方中金匮肾气丸补肾阳、滋肾阴，黄芪、人参补肺气、生津液；麦冬、五味子养肺阴、敛肺气；黄檗、知母泻火坚阴；当归、丹参养血活血。如此阴得阳助，阳得阴生，阴阳双补，气血兼和，则正气得复而咳喘自平。

[加减]　咳喘较甚，呼多吸少者，可加蛤蚧、诃子以助纳气、敛肺定喘；大便干结者，加玄参以助麦冬、生地增加液体可以通便。

（5）肺肾阴虚：慢阻肺病从慢性支气管炎发展到肺气肿基本上是由阳虚到阴虚的过程，也有较少数是从阴虚开始演变，导致肺肾阴虚，这种病例往往发展过程较快。

[证候]　干咳无痰或少痰，痰黏稠，不易咯出，常动则气短，口干咽燥，五心烦热，潮热盗汗，头晕目眩，腰酸肢软，舌苔光剥或少苔，舌质红，脉细数。

病机特点：肺肾阴虚，虚火内生，摄纳失职，肺气上逆。

[治则]　滋补肺肾，佐以降气化痰止咳。

[方药]　生脉散合六味地黄汤。

[加减]　人参、麦冬、五味子、熟地、山萸肉、山药、丹皮、茯苓、泽泻、桑皮、百部、川贝、黄檗。

[方药评述]　方以麦冬、五味子滋肺敛肺，六味地黄丸补肾之阴，人参益气并助生津；黄檗清热泻火坚阴；桑皮、百部，川贝降气止咳化痰，从而使肺肾阴液得复，虚火得降，热痰得化而症自除。

[加减]　食欲缺乏胸闷者，去熟地加生地、瓜蒌、陈皮；久咳不止者加诃子、胡桃肉；头晕头胀者加生龙牡，潮热盗汗甚者加鳖甲、煅牡蛎。

在缓解期治疗本证时，用扶正固本药，剂量宜小，并非大剂补药才能取效。因为慢阻肺病，病程长久，脾胃功能也减弱，如用大剂量的补剂，脾胃不能消化吸收，机体不但得不到补益，反而会引起腹胀、食欲不振等弊病。另外本病病史长久，多气衰血少，血行不畅，在扶正固本药中加一些活血药，能改善血液循环，促进机体新陈代谢，又可使补益药不致呆滞，有利于人体的吸收。

三、慢性肺源性心脏病

慢性肺源性心脏病（简称慢性肺心病）是由于肺组织、肺动脉血管或胸廓的慢性病变引起肺组织结构和功能异常，使肺循环阻力增加，肺动脉高压，进而使右心扩张、肥厚，甚至伴有右心衰竭的心脏病。大约80%慢性肺心病由慢性支气管炎、慢性阻塞性肺气肿引起。

在我国，慢性肺心病乃一种常见病、多发病。既往调查，我国慢性肺心病的患病率约为0.4%，在各种住院器质性心脏病的构成中，占5%～37%，许多地区如东北、西南等地慢性肺心病已由器质性心脏病的第二位上升至首位。慢性肺心病的患病率存在地区的差异，东北、西北、华北患病率高于南方地区，农村患病率高于城市，并随年龄增高而增加。吸烟者比不吸烟者患病率明显增多，冬春季节，气候骤变是慢性肺心病急性发作的重要因素。我国慢性肺心病住院病死率达 13.3% ～ 44.1%。随着人口老龄化的发展，可以预见我国慢性肺心病无论发病率还是发病的绝对人数都将快速增长。

慢性肺心病属于中医"喘证""肺胀""咳嗽""水肿""痰饮""厥脱""惊悸怔忡"等范围。其临床表现主要为咳嗽、喘气、心悸、水肿、发热、胸中胀满，甚则面色晦暗、唇色发绀、神志不清、喘脱等。

（一）病因病机

本病多因慢性咳喘反复发作，迁延不愈逐渐发展而成。发病缓慢，病程长，其病因有脏腑虚损和外感时邪两种。病因病机可概括为以下三个方面：

1. 肺脾肾虚

多是由于肺系疾患反复发作，日久不愈，损伤肺气而致。肺气虚衰，子盗母气，病久由肺及脾，累及于肾，致使肺、脾、肾三脏俱虚，是本病发生的主要原因。

2. 外邪侵袭

肺主气，外合皮毛，肺气既伤，表虚卫阳不固，外邪更易乘虚入侵，以致反复发作，迁延不愈，是本病发生、发展的重要因素。

3. 痰瘀互结

肺系疾患日久不愈，正气虚衰，气虚则血运无力而瘀滞，气化无权而津液停滞，成瘀成饮。痰瘀互结，阻滞肺络，累及于心，是贯穿本病的基本病理因素。

总之，本病病位在肺、脾、肾、心，属本虚标实之证。早期表现为肺脾肾三脏气虚，后期则心肾阳虚；外邪侵袭，热毒、痰浊、瘀血、水停为标。急性发作期以邪实为主，虚实错杂；缓解期以脏腑虚损为主。

（二）相关检查

1. 血液检查

红细胞计数和血红蛋白常增高，红细胞压积正常或偏高，全血黏度和血浆黏度常增高，红细胞电泳时间延长，血沉偏慢。可有肝肾功能异常。电解质可有改变。细胞免疫功能如玫瑰花环试验、外周血淋巴母细胞转化试验、植物血凝素皮肤试验阳性率一般低于正常。血清中 IgA、IgG 常增高，血清总补体（CH_{50}）、C_3、C_4 含量低于正常。

2. X 线检查

除肺、胸基础疾病的特征外，尚可有肺动脉高压症，如肺动脉段弧突出或其高度 3 mm；右下肺动脉增宽，其横径 15 mm；其横径与气管横径比值 1.07；右心室增大，心脏呈垂直位。心力衰竭时可见全心扩大，但在心力衰竭控制后，心脏可恢复原来大小。

3. 心电图检查

慢性肺心病的心电图阳性率为 30%，在 12 导心电图上可呈现右房右室增大的变化。右房增大表现为 P 波高尖。右室增大表现为电轴右偏，极度顺钟向转位时，$R_{v1}+S_{v5}$ 1.05 mV。有时在 V_1、V_2 甚至延至 V_3，可出现酷似陈旧性心肌梗死图形的 QS 波，应注意鉴别。

4. 血液气体分析

代偿期可有低氧血症，$PaO_2 < 60$ mmHg，或伴有 $PaCO_2 > 50$ mmHg，提示呼吸衰竭。

（三）诊断要点

肺心病患者一旦出现心肺功能衰竭，诊断一般不难。对早期患者的诊断有时尚难肯定，需结合病史、症状、体征和各项实验室检查进行全面分析后做出综合判断。下列各项可作为诊断参考：

（1）有慢性胸肺疾病史，或具有明显的肺气肿、肺纤维化体征。

（2）出现肺动脉高压和右室增厚的客观征象：如剑突下明显的收缩期搏动，或三尖瓣区收缩期杂音，肺动脉瓣第二心音亢进，胸骨左缘第 2～3 肋间收缩期抬举性的搏动。

（3）右心功能失代偿的表现，如肝大压痛，肝颈静脉回流征阳性，踝以上水肿伴颈静脉怒张。

（四）鉴别诊断

1. 冠心病

肺心病和冠心病都见于老年患者，均可发生心脏扩大、心律失常和心力衰竭，少数患者心电图上 I、aVL 或胸导联出现 Q 波，类似陈旧性心肌梗死。但肺心病无典型心绞痛或心肌梗死的临床表现，多有慢性支气管炎、哮喘、肺气肿等胸、肺疾病史，心电图中 ST-T 改变多不明显，且类似陈旧性心肌梗死的图形多发生于肺心病的急性发作期和明显右心衰竭时，随着病情的好转，这些图形可很快消失。

2. 风湿性心脏病

肺心病患者在三尖瓣区可闻及 I～II 级的吹风样收缩期杂音，有时可传到心尖部；有时出现肺动脉瓣关闭不全的吹风样舒张期杂音；加上右心室肥大、肺动脉高压等表现，易与风湿性心脏瓣膜病相混淆。一般通过详细询问有关慢性肺、胸疾病史，有肺气肿和右心室肥大的体征，结合 X 线片、心电图、心电向量图、超声心动图等表现以及动脉血氧饱和度显著降低，二氧化碳分压高于正常等，可资鉴别。

3. 原发性扩张型心肌病、缩窄性心包炎

前者心脏增大常呈球形，常伴心力衰竭、房室瓣膜相对关闭不全所致杂音。后者有心悸、气促、发绀、颈静脉怒张、肝大、腹水、浮肿及心电图低电压等，均需与肺心病相鉴别。一般通过病史、X 线片、心电图等不难鉴别。

4. 其他昏迷状态

肺心病肺性脑病昏迷需与肝性昏迷、尿毒症昏迷和少数脑部占位性病变和脑血管意外的昏迷相鉴别。这类昏迷一般都有其原发疾病的临床特点，不难鉴别。

（五）中医治疗

本病的特点是本虚标实，但有偏虚、偏实的不同，因此应分清其标本虚实的主次。一般感邪时偏于邪实，平时偏于本虚。偏实者须分清痰浊、水饮、血瘀的偏盛。偏虚者当区别气（阳）虚、阴虚的性质，肺、心、肾、脾病变的主次；治疗应抓住治标、治本两个方面，驱邪与扶正共施，依其标本缓急，有所侧重。标实者，根据病邪的性质，分别采取驱邪宣肺、降气化痰、温阳利水等法；本虚者，当以补养心肺、益肾健脾为主，或气阴兼调，或阴阳两顾；正气欲脱时应扶正固脱，救阴固阳。

1. 急性加重期

（1）肺肾气虚，外感风寒。

[证候] 咳嗽喘促，痰多稀薄色白，或伴恶寒、全身不适，舌质淡红，苔白滑，脉浮紧。

[治则] 温化寒痰，宣肺平喘。

[方药] 小青龙汤加减（麻黄、桂枝、干姜、细辛、半夏、甘草、白芍药、五味子）。

[加减] 若寒痰郁而化热，可用小青龙汤加石膏或厚朴麻黄汤寒热兼治；痰气不利，痰多质黏不易咯出，加白芥子、苏子、莱菔子。

（2）肺肾气虚，外感风热。

[证候] 咳嗽喘促，痰黄黏稠，或伴发热，烦闷。舌质淡红，苔黄，脉浮数或滑数。

[治则] 宣肺化痰，清热平喘。

[方药] 麻杏石甘汤合苇茎汤加减（炙麻黄、生石膏（先煎）、杏仁、生甘草、苇茎、薏苡仁、冬瓜仁、桃仁、鱼腥草、瓜蒌皮）。

[加减] 痰黏稠不易咯出，加海蛤粉；口渴咽干，加天花粉、芦根；痰涌便秘，加葶苈子、生大黄；痰鸣喘息，不得平卧，加射干、葶苈子。

（3）痰浊壅肺证。

[证候] 咳嗽，咳声重浊，痰多色白黏腻如泡沫状，喘促，胸闷，脘痞纳少，倦怠乏力，大便时溏。舌质淡，苔白腻，脉濡滑。

[治则] 燥湿化痰，降气平喘。

[方药] 二陈汤合三子养亲汤加减（半夏、茯苓、陈皮、甘草、白芥子、苏子、莱菔子）。

[加减] 若痰浊壅盛，胸满，气喘难平者，加葶苈子、杏仁；若痰湿重，痰多黏腻或稠厚，胸闷，脘痞，加苍术、厚朴；若寒痰较重，痰黏白如泡沫，怕冷，加干姜、细辛；脾虚症候明显加党参、白术。

（4）痰热郁肺证。

[证候] 喘咳气逆，痰黄黏稠或咯吐血痰，胸胁胀满，咳时引痛，或有身热，口干欲饮，舌质红，苔黄腻，脉滑数。

[治则] 清热化痰，降逆止咳。

[方药] 桑白皮汤（桑白皮、黄芩、黄连、栀子、贝母、杏仁、苏子、半夏）。

[加减] 痰热壅盛者加鱼腥草、金荞麦根、冬瓜仁清化痰热；胸满咳逆，痰涌，便秘者，加葶苈子、大黄、芒硝泻肺涤痰通腑；痰热伤津者，加北沙参、天冬、花粉养阴生津。

（5）痰蒙神窍证。

[证候] 神志恍惚，谵语，烦躁不安，嗜睡，甚至昏迷，咳嗽，喘促，或伴痰鸣，舌质紫暗，苔厚腻，脉滑数。

[治则] 涤痰开窍。

[方药] 涤痰汤（半夏、橘红、茯苓、甘草、竹茹、枳实、胆南星、石菖蒲、人参、生姜）。

[加减] 痰热内盛可加黄芩、竹沥、人工牛黄粉；唇甲紫暗者加丹参、红花、桃仁。另可以用安宫牛黄丸、至宝丹等，增强清心开窍化痰之力。

（6）阳虚水泛证。

［证候］喘咳气逆，不能平卧，咯痰清稀，心悸，尿少，肢体水肿，面唇青紫。舌体胖，质淡或紫暗，苔白滑，脉沉细。

［治则］温阳利水。

［方药］真武汤加味（附子、茯苓、白术、白芍药、生姜）。

［加减］可加桂枝、黄芪、泽泻、葶苈子温肾益气行水；丹参、桃仁、川芎活血化瘀。

（7）元阳欲绝证。

［证候］神志不清，气促，面色晦暗，汗出不止，四肢厥冷，脉沉细数，甚至脉微欲绝。

［治则］益气固脱、回阳救逆。

［方药］参附龙牡汤合参麦散（人参、麦冬、五味子、附子、龙骨、牡蛎）。

［加减］加黄芪益气固表而敛汗；若伴有躁烦内热，口干颧红，为气阴俱竭，可去附子，用西洋参、山萸肉。

2. 缓解期

本期以肺肾气（阳）虚为主，症见咳嗽，气短，活动后加重，或有少量泡沫痰，腰酸腿软，或畏寒肢冷，舌质淡，苔薄白，脉沉细。

［治则］补益肺肾。

［方药］玉屏风散合金匮肾气丸或七味都气丸（黄芪、白术、防风、熟地、山药、山茱萸、茯苓、泽泻、丹皮、附子、肉桂、五味子）。

［加减］阳虚明显者用玉屏风散合金匮肾气丸加补骨脂、仙灵脾、鹿角片；阴虚明显者用玉屏风散合七味都气丸加麦冬、当归、龟板；脾虚湿痰者，加二陈汤；心悸甚者可予炙甘草汤加减；血瘀者加丹参、赤芍药、川芎、红花。

四、肺炎

肺炎是指终末气道、肺泡和肺间质的炎症。可由细菌、病毒、真菌、寄生虫等致病微生物，以及放射线、吸入性异物等理化因素引起。据 WHO 1995 年统计，全球人口死因排序急性呼吸道感染仅次于心血管疾病，居第 2 位。在我国，肺炎年均患者数约 250 万人，年均死亡人数约 12.5 万人，居各种死亡原因第 5 位。其中最常见的是细菌性肺炎，约占 80%。

本病与中医的"肺热病"相类似，可归属于"咳嗽""喘证""肺炎喘嗽"等病 BE 范畴。

（一）病因病机

中医认为，本病的发生常因寒温失调、劳倦或醉后当风等，导致人体正气不足，肺卫不固，复感温热之邪所致。

1. 邪犯肺卫

外邪从口鼻而入，首犯肺卫，卫气被遏，肺失宣降。可见恶寒、发热、咳嗽、咳黏液性痰等症状。

2. 痰热壅肺

热入气分，灼津为痰，痰热壅肺，肺气不利；或热邪烧伤肺络。则见发热、咳嗽、胸痛、痰黄或痰中带血或铁锈痰。如热入营血，则热极生风、高热抽搐。热入心包，则神昏谵语。

3. 气阴两伤

正邪相搏，正胜邪却，痰热消退，但气阴两伤。可见低热、手足心热、口干舌燥、神疲、纳呆等症。

4. 阳气欲脱

正邪相搏，正气虚衰，邪盛热势鸱张，正不胜邪而导致汗出肢冷，面色苍白，脉微欲绝等阳气欲脱的危象。

总之，肺热病属外感病，病位在肺，与心、肝、肾关系密切。病分虚、实两类，以实者居多。外邪内侵，邪郁于肺，化热、生痰、酿毒，三者互结于肺，发为本病。外邪或入里化热，或痰热壅盛，或热闭心神。治疗得当，邪退正复，可见热病恢复期阴虚内扰之低热、手足心热或口干舌燥之证候。若风温热邪，久羁不解，易深入下焦，下竭肝肾，导致真阴欲竭，气阴两伤。

（二）相关检查

1. 周围血常规检查

大多数细菌性肺炎，血中白细胞总数可增高，以中性粒细胞增加为主，通常有核左移或细胞内出现毒性颗粒。年老体弱、酗酒、重症感染、免疫低下者的白细胞计数反而正常，但中性粒细胞百分比仍高。军团菌、葡萄球菌肺炎可有贫血表现。

肺炎支原体感染时，周围血白细胞总数正常或稍高，细胞分类正常。血沉常增快，常伴轻度贫血、网织红细胞增多。

病毒性肺炎白细胞计数可正常、稍高或偏低，淋巴细胞增多，血沉通常正常。合并细菌性感染时白细胞计数、中性粒细胞增多。

真菌性肺炎可有中性粒细胞偏高。

2. 病原体检查

（1）痰涂片：在抗菌药物使用前方有临床意义。痰直接涂片作革兰染色及荚膜染色　镜检，如发现典型的致病菌，基本可做出初步病原诊断。通过革兰染色还可鉴别阳性球菌和阴性杆菌。病毒性感染时，痰涂片以单核细胞为主，分泌细胞中可见有包涵体。军团菌肺炎痰检可见多核白细胞，普通染色及培养找不到嗜肺军团杆菌。霉菌感染时痰涂片见有霉菌孢子和菌丝。放线菌肺炎者的痰中可查到"硫磺颗粒"（将硫磺颗粒置于玻璃片上压平镜检，中心部为革兰阳性的菌丝，四周呈放射状排列，菌丝膨大呈棒状），是可靠的诊断依据。

（2）培养：可做痰、呼吸道分泌物及血培养，以鉴别和分离出致病菌株。有时需用特殊培养冰能获得菌株，如厌氧菌、真菌、支原体、立克次体以及军团菌等。病毒性肺炎痰培养常无致病菌生长，需做病毒分离。

3. X 线检查

（1）链球菌肺炎：早期仅见肺纹理增粗或受累的肺段、肺叶稍模糊，随病情进展可见大片炎症浸润阴影或实变影，沿大叶、肺段或亚肺段分布，实变阴影中可见支气管充气征。肋膈角可有少量胸腔积液。消散期肺部炎性浸润逐渐吸收，可见散在的大小不一的片状阴影，继而变成索条状阴影，最后完全消散。如片块区域吸收较快，呈"假空洞"征。近年来，由于抗生素的广泛应用，典型大叶实变少见，以肺段性病变多见。少数可见胸膜炎、气胸、脓胸等改变。老年患者因炎症消散较慢，容易吸收不完全而出现机化性肺炎。

（2）葡萄球菌肺炎：X线表现具有特征性，其一为肺段或肺叶实变，其内有空洞，或小叶状浸润中出现单个或多发的液气囊腔。另一特征为X线阴影的易变性，表现为某处炎性阴影消失而在另一部位出现新的病灶，或单一病灶融合成大片阴影。痊愈后肺部阴影几乎完全消散，少数遗留索条状或肺纹理增粗、增多等。

（3）克雷白杆菌肺炎：X线表现多种多样，肺大叶实变好发于右肺上叶、双肺下叶，有多发性蜂窝状肺脓肿形成、叶间裂弧形下坠等。

（4）军团菌肺炎：早期为单侧斑片状肺泡内浸润，继而有肺叶实变，可迅速发展至多肺叶段，下叶多见，单侧或双侧，可伴少量胸腔积液。病变吸收较慢，治疗有效时X线表现仍呈进展状态。严重者出现肺内空洞及肺脓肿。

（5）病毒性肺炎：X线检查可见肺纹理增多，小片状或广泛浸润，病情严重者可见双肺下叶弥散性密度均匀的小结节状浸润影，边缘模糊，大叶实变及胸腔积液少见。病毒性肺炎X线征象根据其致病原不同而各有特点。

（6）支原体肺炎：肺部多种形态的浸润影，呈节段性分布，多见于肺下野，近肺门较深，逐渐向外带伸展。经3～4周病变基本可自行消散。

（7）真菌性肺炎：X线表现多种多样，除曲菌球外均缺少特征性。肺放线菌病X线可见双侧中、下肺内不规则的斑片影，继之出现结节状不规则致密阴影，其中有小透光区。

肺念珠菌病支气管炎型X线仅见两肺中下野纹理增粗。肺炎型可见双肺中、下野纹理增重，条索影伴大小形状不等结节状影，也可融合成大片肺炎阴影，边缘模糊，形态多变，可有游走现象，还可有多发性脓肿或形成空洞，少数病例伴胸膜改变。

（8）衣原体肺炎：衣原体肺炎X线表现以单侧下叶肺泡渗出为主，双侧病变可表现为间质性肺炎与肺泡渗出同时存在。相对症状、体征而言，X线表现异常明显。

（9）非感染性肺炎：放射性肺炎急性期在照射的肺叶上出现弥散性模糊阴影，边缘模糊，类似支气管炎或肺水肿。病变的范围与胸廓表面照射范围一致。后期发展为纤维化，病变成条索状或团块状收缩或局限性肺不张。纵隔胸膜和心包有大量粘连，纵隔向患侧移位，横膈升高，一侧胸廓收缩。

吸入性肺炎X线检查见两肺散在不规则片状模糊影，右肺多见。发生肺水肿，表现为自肺门向肺叶扩散的大片状阴影，以两肺中内带明显。继发感染可出现有厚壁空洞的肺脓肿征象。

（三）诊断

1. 诊断要点

根据病史、症状和体征，结合X线检查和痰液、血液检查，不难做出明确诊断。病原菌检测是确诊各型肺炎的主要依据。

2. 分类

（1）病原学分类分为细菌性肺炎、非典型病原体肺炎、病毒性肺炎、真菌性肺炎、其他病原体所致肺炎。

（2）解剖学分类分为大叶性（肺泡性）肺炎、小叶性（支气管）肺炎、间质性肺炎。

为了更有利于临床选用适当的抗菌药物治疗，现多按病因分类，主要有感染性和理化因素以及变态反应性肺炎。临床所见多为感染性肺炎，其中以细菌感染最为常见。感染性肺炎按获得方式又可分为社区获得性肺炎（院外肺炎）与医院内获得性肺炎。也可将几种分类根据具体情况结合起来考虑。

（四）鉴别诊断

1. 各型肺炎

各种病原菌引起肺炎的临床表现及其严重程度各不相同，X线及其他理化检查也具有各自的特征，临床上不难鉴别。革兰阳性球菌引起的肺炎多发生于青壮年，院外感染多见。革兰阴性杆菌引起的肺炎常发生于体弱、患慢性病及免疫缺陷患者，院内感染较多见，多起病急骤，症状较重。病毒、支原体等引起的肺炎，临床表现较轻，白细胞计数增高不显著。痰液病原体分离和血清免疫学试验有助于鉴别诊断。

2. 肺癌

少数周围型肺癌的X线影像与肺炎相似，但肺癌通常无显著急性感染中毒症状，周围血中内细胞计数不高，若痰中发现癌细胞则可确诊。当肺癌可伴发阻塞性肺炎时，经抗生素治疗炎症虽可消退，但肿瘤阴影反而明显，或可见肺门淋巴结肿大、肺不张。如某一肺段反复发生炎症且不易消散，要警惕肺癌的发生。X线体层、CT检查、纤维支气管镜、反复痰脱落细胞学检查等有辅助意义。

3. 急性肺脓肿

早期临床表现与肺炎球菌肺炎相似。随病程进展，以咳出大量脓臭痰为特征。X线可见脓腔及液平，不难鉴别。

（五）中医治疗

1. 辨证分型

（1）邪犯肺卫。

［证候］身热无汗或少汗，微恶风寒，咳嗽，痰白或微黄少，头痛，口微渴，舌边尖红，苔薄黄，脉浮数。

［治则］辛凉解表，宣肺化痰。

［方药］桑菊饮合银翘散加减（金银花、连翘、薄荷、桑叶、菊花、薄荷、荆芥、淡豆豉、牛蒡子、桔梗、生甘草、淡竹叶、芦根、杏仁、前胡）。

［加减］肺热内盛加鱼腥草、大青叶、黄芩以清泄肺热；口渴明显加天花粉、南沙参以清热生津；痰黄黏稠加浙贝母、天竺黄以清热化痰；咽痛明显加板蓝根、山豆根以清热利咽。

（2）痰热壅肺。

［证候］身热烦渴，咳嗽，胸痛，气促，咯黄稠痰，或咳铁锈痰或痰中带血丝，口渴，舌红苔黄，脉洪数或滑数。

［治则］清热解毒，宣肺化痰。

［方药］麻杏石甘汤合苇茎汤加减（石膏、麻黄、杏仁、苇茎、冬瓜仁、杏仁、桃仁、薏苡仁、黄芩、鱼腥草、金银花、虎杖、全瓜蒌）。

［加减］痰热壅盛加鱼腥草、桑白皮、金银花、浙贝母以加强清热化痰解毒之力；咯血加侧柏叶、白茅根以凉血止血；胸痛加郁金、丝瓜络以活络止痛；便秘加生大黄（后下）、玄明粉冲服以通腑泄热；表证未解，仍有恶寒、发热则用生麻黄，若表证已解，可用炙麻黄。

（3）热闭心包。

[证候] 烦躁，神昏谵语，气促，痰鸣肢厥，舌红绛，脉弦滑数。

[治则] 清心泄热，豁痰开窍。

[方药] 清营汤合菖蒲郁金汤加减（水牛角、生地黄、牡丹皮、玄参、黄连、金银花、连翘、浙贝母、石菖蒲、郁金、鲜竹沥、牛黄粉）。

[加减] 高热烦躁为主可加安宫牛黄丸1丸化开冲服以清心解毒开窍安神；神昏谵语为主可服至宝丹1丸以化痰开窍；高热痉厥为主可加服紫雪丹1丸以镇惊开窍，清热解毒；兼腑实便秘加大黄（后下）、玄明粉冲服以通腑泄热醒神。

（4）气阴两伤。

[证候] 低热，手足心热，咳嗽，神疲，纳呆，口干舌燥，舌红少苔，脉细数无力。

[治则] 益气养阴，兼清余热。

[方药] 竹叶石膏汤加减（竹叶、石膏、人参、麦冬、半夏、甘草、粳米）。

[加减] 低热不退加白薇、银柴胡以清虚热；纳呆加生谷芽、炙鸡内金以开胃；可加生地、沙参以加强养阴作用。

（5）邪陷正脱。

[证候] 呼吸短促，鼻翼翕动，面色苍白，大汗淋漓，甚则汗出如油，四肢厥冷，发绀，烦躁不安，身热骤降，或起病无身热，面色淡白，神志逐渐模糊，舌淡紫，脉细数无力，或脉微欲绝。

[治则] 益气固脱，回阳救逆。

[方药] 参附汤合生脉散加减（人参、附子、麦冬、五味子）。

[加减] 大汗淋漓者加煅龙骨、煅牡蛎、山茱萸以敛汗固脱。临床上即可用参附注射液20 mL或参芪注射液20 mL加入5%葡萄糖注射液20 mL或0.9%生理盐水20 mL，静脉推注。

2. 中成药治疗

（1）连花清瘟胶囊 清瘟解毒，宣肺泄热，适用于咳嗽邪犯肺卫者。每次4粒，每日3次，口服，疗程5～7天。

（2）清咳平喘颗粒 清热宣肺，止咳平喘，适用于咳嗽痰热郁肺者。每次10 g，每日3次，开水冲服。

（3）百令胶囊 补肺肾，益精气，适用于咳嗽、喘证肺肾两虚者。每次5～10粒，每日3次，口服，疗程8周。

（4）痰热清注射液 20 mL加入5%葡萄糖注射液250 mL静脉滴注，每日1次，7天1疗程，治疗痰热壅肺型。

（5）清开灵注射液 40～60 mL加入5%葡萄糖生理盐水500 mL，静脉滴注，或用醒脑静20 mL加入50%葡萄糖注射液250～500 mL，静脉滴注每日1次，治疗痰热内闭型。

（6）参麦注射液 20～40 mL加入5%葡萄糖注射液250 mL，静脉滴注，每日1次，治疗气阴两虚型。

3. 针灸疗法

（1）邪犯肺卫。

选穴：合谷、曲池、外关、大椎。用泻法。

操作：热甚加外关、合谷；咽痛加少商。每天 1 次，10 天为 1 个疗程。

（2）痰热壅肺。

选穴：合谷、曲池、尺泽、少商、肺俞。用泻法。

操作：若热郁胸膈而烦躁者，加膈俞；痰热结胸者，加丰隆；大便不通者，加天枢、上巨俞。每日 1 次，10 天为 1 个疗程。

（3）热闭心包。

选穴：郄门、神门、曲泽、膈俞、血海。用泻法。

操作：若邪甚蒙蔽心包，神昏者加水沟，也可刺人中、十宣、曲池、委中放血。每日 1 次，10 天为 1 个疗程。

（4）气阴两伤。

选穴：肺俞、膏肓俞、脾俞、太渊、太溪、三阴交。用平补平泻法。

操作：低热不退者，加内关；痰多纳呆者，加足三里、中脘。每日 1 次，10 天为 1 个疗程。

（5）邪陷正脱。

选穴：人中、内关，用补法；百会、气海、关元，用大艾炷灸。

操作：肺气虚者，加定喘；肺气虚者，加太溪、阴陵泉；脾虚者，加中脘。

4. 穴位埋线

选穴：定喘、风门、肺俞、脾俞、肾俞。

操作：常规消毒局部皮肤，可用 6 号注射针针头作套管，28 号 5 cm（1 寸半）长的毫针剪去针尖作针芯，将 0 号羊肠线 0.5 ～ 1.0 cm 放入针头内埋入穴位。每 10 天埋线一次，3 个月为 1 个疗程。

5. 穴位注射

选穴：大椎、足三里、肺俞。

操作：穴位定位后，用一次性 5 mL 注射器套 5 号针头，抽取核酪注射液 5 mL，在穴位局部行常规消毒后，右手持注射器对准穴位，快速刺入皮下，然后将针缓慢推进（肺俞穴斜刺，足三里和大椎穴直刺），达到一定深度后产生得气感应，回抽针筒无回血，便可将药液注入，每穴注入 1 mL。每周 2 次，连用 3 个月。

6. 穴位敷贴（白芥子涂法）

选穴：肺俞、脾俞、足三里、定喘、肾俞、痰多加丰隆。

操作：白芥子、延胡索各 20 g，甘遂、细辛、半夏各 10 g，共为末，加麝香 0.5 g，和匀，在夏季三伏天和冬季三九寒，分 3 次，用姜汁调，选穴后用乙醇擦去皮肤油脂，将药物置于穴位上，用胶布固定，4 ～ 6 小时弃之，每 10 天敷 1 次，若患者不能耐受，则提前去药。敷贴后有水疱，可用烫伤油外涂，若水疱过大，则到医院处理，勿自行将水疱刺破。

五、慢性阻塞性肺疾病

慢性阻塞性肺疾病（COPD）由于其患者数多，病死率高，社会经济负担重，已成为一个重要的公共卫生问题。COPD 目前居全球死亡原因的第 4 位，世界银行 / 世界卫生组织公布，至 2020 年 COPD 将位居世界疾病经济负担的第 5 位。在我国，COPD 同样是严重危害人民身体健康的重要慢性呼吸系统疾病。近期对我国 7 个地区 20 245 成年人群进行调查，COPD 患病率占 40 岁以上人群的 8.2%，其患病率之高十分惊人。

（一）病因病机

肺胀的发生，多因久病肺虚、痰浊潴留，而致肺不敛降，气还肺间，肺气胀满，每因复感外邪诱使病情发作或加剧。

1. 久病肺虚

如内伤久咳、支饮、哮喘、肺痨等肺系慢性疾患，迁延失治，痰浊潴留，壅阻肺气，气之出纳失常，还于肺间，日久导致肺虚，成为发病的基础。

2. 感受外邪

肺虚久病，卫外不固，六淫外邪每易乘袭，诱使本病发作，病情日益加重。病变首先在肺，继则影响脾、肾，后期病及于心。因肺主气，开窍于鼻，外合皮毛，职司卫外，为人身之藩篱，故外邪从口鼻、皮毛入侵，每多首先犯肺，以致肺之宣降功能不利，气逆于上而为咳，升降失常则为喘。久则肺虚，肺之主气功能失常，影响呼吸出入，肺气壅滞，还于肺间，导致肺气胀满，张缩无力，不能敛降。若肺病及脾，子盗母气，脾失健运，则可导致肺脾两虚。肺为气之主，肾为气之根，若久病肺虚及肾，金不生水，致肾气衰惫，肺不主气，肾不纳气，则气喘日益加重，呼吸短促难续，吸气尤为困难，动则更甚。心脉上通于肺，肺气辅佐心脏治理、调节心血的运行，心阳根于命门真火，故肺虚治节失职，或肾虚命门火衰，均可病及于心，使心气、心阳衰竭，甚则可以出现喘脱等危候。

病理因素主要为痰浊、水饮与血瘀互为影响，兼见同病。痰的产生，病初由肺气瘀滞，脾失健运，津液不归正化而成，渐困肺虚不能化津，脾虚不能转输，肾虚不能蒸化，痰浊愈益潴留，喘咳持续难已。久延阳虚阴盛，气不化津，痰从阴化为饮为水，饮留上焦，迫肺则咳逆上气，凌心则心悸气短；痰湿用于中焦，则纳减呕恶，脘腹胀满，便溏；饮溢肌肤则为水肿尿少；饮停胸胁、腹部而为悬饮之类。痰浊潴肺，病久势深，肺虚不能治理调节心血的运行，"心主"营运过劳，心气、心阳虚衰，无力推动血脉，则血行涩滞，可见心动悸，脉结代，唇、舌、甲床发绀，颈脉动甚。心主血而肝藏血，肝主疏泄，为调血之脏，心脉不利，肝脏疏调失职，血郁于肝，则致血瘀之象。

痰浊、水饮、血瘀三者之间又互相影响和转化。如痰从寒化则成饮；饮溢肌表则为水；痰浊久留，肺气瘀滞，心脉失畅则血郁为瘀；瘀阻血脉，"血不利则为水"。但一般早期以痰浊为主，渐而痰瘀并见，终至痰浊、血瘀、水饮错杂为患。病程中由于肺虚卫外不固，尤易感受外邪而使病情诱发或加重。若复感风寒，则可成为外寒内饮之证。感受风热或痰郁化热，可表现为痰热证。如痰浊壅盛，或痰热内扰，闭阻气道，蒙蔽神窍，则可发生烦躁、嗜睡、昏迷等变证，当参照肺心同病辨证论治。

病理性质多属标实本虚，但有偏实、偏虚的不同，且多以标实为急。外感诱发时则偏于邪实，平时偏于本虚。早期由肺而及脾、肾，多属气虚、气阴两虚；晚期以肺、肾、心为主，气虚及阳，或阴阳两虚，但纯属阴虚者罕见。正虚与邪实每多互为因果。如阳虚卫外不同，易感外邪，痰饮难蠲；阴虚则外邪、痰浊易从热化，故虚实诸候常夹杂出现，每致愈发愈频，甚则持续不已。

（二）相关检查

1. 肺功能检查

诊断肺气肿的标准是残气量超过肺总量的 35%，最大通气量低于预计值的 80%，肺总量超过预计值的 100%，1 秒用力呼吸量低于肺活量的 60%。

2. 血液检查

部分患者可出现红细胞计数增多，特别当血氧分压（PaO_2）< 7.3 kPa（55 mmHg）时为明显。白细胞计数多正常，合并呼吸道感染时可增高。

3. 血气分析

由于换气功能障碍可出现低氧血症，则 PaO_2 降低。虽通气负荷增大，但早期通过代偿，使动脉血二氧化碳分压（$PaCO_2$）仍维持在正常范围内。当病情进一步发展，可伴发 CO_2 潴留，则 $PaCO_2$ 升高，引起呼吸性酸中毒。

4. X 线检查

胸廓扩张饱满，肺容积增大，肋间隙增宽，肋骨平举。侧位胸片见胸廓前后径增宽，心前间隙增大。横膈低位，膈穹隆变平。肺野透光度增大，有时可见局限性透光度增高的局限性肺气肿或肺大疱。肺野外带肺血管纹理纤细、稀疏、变直；而内带纹理可增粗、紊乱。心脏常呈垂直位，心影狭长。透视下可见胸廓和膈肌活动度减弱。

（三）诊断

阻塞性肺气肿的诊断要根据病史、症状、体征、实验室检查等综合分析。

（四）鉴别诊断

慢性支气管炎、支气管哮喘与慢性阻塞性肺疾病均可出现肺气肿的病理表现。但三者既有联系，又有区别，不可等同。慢性支气管炎在并发肺气肿前病变主要限于支气管，可有阻塞性通气障碍，但程度较轻，弥散功能一般正常。支气管哮喘发作期表现为阻塞性通气障碍和肺过度充气，气体分布可严重不匀。但上述变化可逆性较大，对吸入支气管扩张剂反应较好。弥散功能障碍也不明显。而且支气管哮喘气道反应性明显增高，肺功能昼夜波动也大，为其特点。慢性阻塞性肺疾病多表现为逐渐加重的活动性呼吸困难，在充分舒张气管后进行肺通气功能检查 FEV_1/FVC 小于预计值 70%，并需排除其他引起气管阻塞的疾病。

（五）中医治疗

1. 辨证纲目

辨证总属标实本虚，但有偏实、偏虚的不同，因此应分清其标本虚实的主次。一般感邪时偏于邪实，平时偏于本虚。偏实者须分清痰浊、水饮、血瘀的偏盛。早期以痰浊为主，渐而痰瘀并重，并可兼见气滞、水饮错杂为患。后期痰瘀壅盛，正气虚衰，本虚与标实并重。偏虚者当区别气（阳）虚、阴虚的性质，肺、心、肾、脾病变的主次。早期以气虚为主，或为气阴两虚，病在肺、脾、肾；后期气虚及阳，甚则可见阴阳两虚，病变以肺、肾、心为主。

（1）痰浊壅肺：胸膺满闷，短气喘息，稍劳即著，咳嗽痰多，色白黏腻或呈泡沫，畏风易汗，脘痞纳少，倦怠乏力，舌暗，苔薄腻或浊腻，脉小滑。

（2）痰热郁肺：咳逆，喘息气粗，胸满，烦躁，目胀睛突，痰黄或白，黏稠难咯，或伴身热，微恶寒，有汗不多，口渴欲饮，溲赤，便干，舌边尖红，苔黄或黄腻，脉数或滑数。

（3）阳虚水泛：心悸，喘咳，咯痰清稀，面浮，下肢浮肿，甚则一身悉肿，腹部胀满有水，脘痞，食欲缺乏，尿少，怕冷，面唇青紫，苔白滑，舌胖质暗，脉沉细。

（4）肺肾气虚：呼吸浅短难续，声低气怯，甚则张口抬肩，倚息不能平卧，咳嗽，痰白如沫，咯吐不利，胸闷心慌，形寒汗出，或腰膝酸软，小便清长，或尿有余沥，舌淡或暗紫，脉沉细数无力，或有结代。

2. 审因论治

治疗应抓住治标、治本两个方面，祛邪与扶正共施，依其标本缓急，有所侧重。标实者，根据病邪的性质，分别采取祛邪宣肺（辛温或辛凉），降气化痰（温化、清化），温阳利水（通阳、淡渗），甚或开窍、熄风、止血等法。本虚者，当以补养心肺、益肾健脾为主，或气阴兼调，或阴阳两顾。正气欲脱时则应扶正固脱，救阴回阳。

（1）痰浊壅肺：化痰降气，健脾益肺。予苏子降气汤合三子养亲汤加减。苏子 15 g，前胡 10 g，白芥子 10 g，半夏 10 g，厚朴 10 g，陈皮 15 g，白术 15 g，茯苓 15 g，甘草 10 g。二方均能降气化痰平喘，但苏子降气汤偏温，以上盛兼有下虚，寒痰喘咳为宜；三子养亲汤偏降，以痰浊壅盛，肺实喘满，痰多黏腻为宜。

痰多，胸满不能平卧，加葶苈子、莱菔子泻肺祛痰平喘；肺脾气虚，易出汗，短气乏力，痰量不多，酌加党参、黄芪、防风健脾益气，补肺回表。若属外感风寒诱发，痰从寒化为饮，喘咳，痰多黏白泡沫，见表寒里饮证者，宗小青龙汤意加麻黄、桂枝、细辛、干姜散寒化饮。饮郁化热，烦躁而喘，脉浮，用小青龙加石膏汤兼清郁热。若痰浊夹瘀，唇甲紫暗，舌苔浊腻者，或用涤痰汤加丹参、地龙、桃仁、红花、赤芍、水蛭等。

（2）痰热郁肺：清肺化痰，降逆平喘。予越婢加半夏汤或桑白皮汤加减。麻黄 10 g，黄芩 15 g，石膏 20 g，桑白皮 15 g，杏仁 10 g，半夏 10 g，苏子 15 g。

前方宣肺泄热，用于饮热郁肺，外有表邪，喘咳上气，目如脱状，身热，脉浮大者；后方清肺化痰，用于痰热壅肺，喘急胸满，咳吐黄痰或黏白稠厚者。痰热内盛，胸满气逆，痰质黏稠不易咯吐者，加鱼腥草、金荞麦、瓜蒌皮、海蛤粉、大贝母、风化硝清热滑痰利肺；痰鸣喘息，不得平卧，加射干、葶苈子泻肺平喘；痰热伤津，口干舌燥，加天花粉、知母、芦根以生津润燥；痰热壅肺，腑气不通，胸满喘逆，大便秘结者，加大黄、芒硝通腑泄热以降肺平喘；阴伤而痰量已少者，酌减苦寒之味，加沙参、麦冬等养阴。

（3）阳虚水泛：温肾健脾，化饮利水。予真武汤合五苓散加减。附子 10 g，桂枝 10 g，茯苓 15 g，白术 15 g，猪苓 15 g，泽泻 15 g，生姜 10 g，赤芍 15 g。

前方温阳利水，用于脾肾阳虚之水肿；后方通阳化气利水，配合真武汤可加强利尿消肿的作用。若水肿势剧，上凌心肺，心悸喘满，倚息不得卧者，加沉香、牵牛子、川椒目、葶苈子、万年青根行气逐水；血瘀甚，发绀明显，加泽兰、红花、丹参、益母草、北五加皮化瘀行水。待水饮消除后，可参照肺肾气虚证论治。

（4）肺肾气虚：补肺纳肾，降气平喘。予平喘固本汤合补肺汤加减。党参 2.0 g，黄芪 20 g，炙甘草 10 g，冬虫夏草 10 g，熟地 20 g，胡桃肉 10 g，五味子 10 g，灵磁石 20 g，沉香 10 g，紫菀 15 g，款冬 15 g，苏子 15 g，法半夏 10 g，橘红 15 g。

前方补肺纳肾，降气化痰，用予肺肾气虚，喘咳有痰者；后方功在朴肺益气，用于肺气虚弱，喘咳短气不足以息者。肺虚有寒，怕冷，舌质淡，加肉桂、干姜、钟乳石温肺散寒；兼有阴伤，低热，舌红苔少，加麦冬、玉竹、生地养阴清热；气虚瘀阻，颈脉动甚，面唇发绀明显，加当归、丹参、苏木活血通脉。如见喘脱危象者，急用参附汤送服蛤蚧粉或黑锡丹补气纳肾，回阳固脱。病情稳定阶段，可常服皱肺丸。

3. 中成药治疗

（1）蛹虫草胶囊。

组成：蛹虫草菌粉。

适应证：补肺纳肾，降气平喘。用于呼吸浅短难续，声低气怯，甚则张口抬肩，倚息不能平卧，咳嗽，痰白如沫，咯吐不利者。

用法：口服，每次 4 粒，一天 3 次。疗程 2 个月。

（2）丹葶肺心颗粒。

适应证：清热化痰，止咳平喘。症见：咳嗽喘促，痰黄黏稠，或胸闷，心悸，发热，口唇发绀，便干，舌红，苔黄或黄腻等。

用法：温开水冲服，每次 10 g，一天 3 次，4 周为 1 个疗程。

（3）至宝丹。

组成：水牛角、朱砂、雄黄、生玳瑁、琥珀、麝香、冰片、金箔、银箔、牛黄、安息香。

适应证：清心开窍。用于烦躁不安，神志恍惚，谵妄，嗜睡，表情淡漠，咳逆喘促，咳痰不爽者。

用法：口服，每次 1 丸，一天 1 ～ 2 次。

4. 针刺疗法

主穴：定喘、肺俞、丰隆、天突、膻中、膈俞。痰浊壅肺者加脾俞、足三里；有风寒表证者加大椎、合谷；肺肾气虚者加肾俞、复溜、太溪。留针 20 分钟，间断行针，每日一次，6 次为一疗程，共治 2 个疗程。

5. 艾灸疗法

（1）痰浊壅肺：肺俞、丰隆、天突、膻中、风门、太渊、阴陵泉。每穴每次灸疗壮数一般为 2 ～ 10 壮，每日灸 2 ～ 3 次。

（2）痰热郁肺：丰隆、内关、膻中、鱼际、内庭、尺泽。每穴每次灸疗壮数一般为 2 ～ 10 壮，每日受 2 ～ 3 次。

（3）肺肾气虚：肺俞、膏肓俞、肾俞、膻中、气海、太渊、足三里。每穴每次灸疗壮数一般为 2 ～ 10 壮，每日灸 2 ～ 3 次。

6. 单验方疗法

（1）二络苇茎汤：橘络 15 g，丝瓜络 15 g，杏仁 10 g，桃仁 15 g，生薏米 15 g，冬瓜子 15 g，苇茎 2.0 g，水煎服，每日 1 剂，早晚服用。

（2）李绍南效验方：百合 15 g，杏仁 10 g，黄芪 45 g，桔梗 10 g，沙参 20 g，紫菀 10 g，半夏 10 g，甘草 10 g。

（3）汪新象效验方：熟附片 10 g，白芍 10 g，茯苓 10 g，白术 10 g，细辛 3 g，五味子 10 g，生姜 10 g，桂枝 10 g，杏仁 10 g。

第二节　消化系统疾病

一、急性胃炎

急性胃炎也称糜烂性胃炎、出血性胃炎、急性胃黏膜病变，在胃镜下见胃黏膜糜烂和出血。本病与"胃瘅"相类似，可归属于中医的"胃痛""血证""呕吐"等范畴。

（一）病因病机

1. 饮食伤胃

饮食不节，暴饮暴食，宿食停滞，或寒温失宜，寒积胃腑，或偏食辛辣，湿热中阻，损伤脾胃；或饮食不洁之物，病邪从口而入，胃失和降所致。

2. 七情内伤

忧愁思虑太过，脾弱肝旺，或恼怒过度，肝气郁而化火，肝火横逆犯胃，胃失和降。

3. 寒邪犯胃

起居不慎，感受寒邪，或恣食生冷，损伤中阳，寒主收引，不通则痛。

总之，多种病因可引起本病，但以饮食伤胃、情志不畅为其主要发病原因。病位在胃腑，与肝脾有关。总由胃失和降，胃络受损所致。若胃热过盛，热迫血行，或瘀血阻滞，血不循经，而出现呕血之症，或脾胃虚寒，脾虚不能统血，而见便血之症。

（二）诊断与鉴别诊断

依据病史、临床表现，诊断并不难，确诊有赖于内镜检查。

本病应注意与早期胆囊炎、胰腺炎相鉴别。

（三）辨证论治

1. 辨证要点

急性胃炎的辨证要点是一辨寒热，二辨虚实。寒性收引凝滞，寒邪犯胃之胃痛，多急性起病，疼痛剧烈而拒按，喜暖恶寒，得温疼减，舌苔白，脉弦紧；脾胃虚寒之胃痛，多隐隐作痛，喜暖喜按，遇冷加剧，四肢不温，舌淡苔薄白，脉弱；而肝郁化热及湿热中阻之胃痛多为灼痛，痛势急迫、胃灼热感，口苦口渴，脘腹痞满，泄下急迫、肛门灼热，或舌苔黄腻，脉数或弦。胃痛且胀拒按属实，痛而不胀喜按属虚，食后痛甚多实，饥而痛增多虚，新病体壮者多实，久病体弱者多虚。

2. 治疗要点

胃腑以通为用，以降为顺，而胃痛又多有气滞胀满之证，故治疗当以和胃通降，理气止痛为要点。古有"通则不痛"的止痛方法，但不能理解为单纯的通下法，应从广义去理解，如属于胃寒者散寒即所以通，属于食积者消食即所以通，属于气滞者理气即所以通，只有结合病机采用相应的治则，才能善用通法。

3. 分证论治

（1）寒邪客胃证。

[证候]　胃脘部暴疼，恶寒喜暖，遇冷痛重，得温痛减，喜热饮食，脘闷呕吐，或大便泻泄，

苔白或白腻，脉弦紧。

〔治则〕 散寒止痛。

〔方药〕 良附丸加味：良姜，香附，陈皮，吴茱萸，藿香，紫苏。痛甚者加木香、元胡，炒白芍、香橼以理气止痛。如兼见形寒、身热等风寒表证者可加香苏散或藿香正气丸，兼嗳气脘闷、呕吐厌食者为寒挟食滞，可加焦神曲、鸡内金、焦麦芽、枳壳、半夏以消食和胃导滞。

（2）肝气犯胃证。

〔证候〕 胃脘胀满，攻撑作痛，脘痛连胁，胸闷嗳气，大便不畅，每遇烦恼郁怒则痛作或痛甚，苔薄白，脉弦。

〔治则〕 疏肝理气，和胃止痛。

〔方药〕 柴胡疏肝散加味：柴胡，白芍，川芎，醋香附，陈皮，枳壳，甘草，白及，佛手。若疼痛较甚者可加炒川楝子、延胡索、蒲黄，胸胁胀闷，嗳气频繁加降香、沉香、旋复花、郁金、绿萼梅以降气散郁，理气和胃，肝郁化热，恼怒口苦，灼痛泛酸者加山栀子、黄连、蒲公英、煅瓦楞子以清肝泄热，制酸护胃。胃酸多者加乌贼骨、煅瓦楞、煅牡蛎、五灵脂以制酸和胃。若兼呕血黑便，胃痛拒按，夜间痛甚者，为伴瘀血阻络，可加五灵脂、三七、蒲黄炭、藕节炭以活血止血。

（3）饮食伤胃证。

〔证候〕 胃痛，胃脘饱胀，厌食拒按，嗳腐酸臭，恶心呕吐，吐出不消化食物，吐后痛减，大便不爽，矢气酸臭，舌苔厚腻，脉弦滑。

〔治则〕 消食导滞，和胃止痛。

〔方药〕 保和丸加味：焦山楂，焦神曲、炒莱菔子，半夏，陈皮，茯苓，连翘，鸡内金，枳实。若脘腹气多胀满者，可加槟榔、厚朴、砂仁以行气消滞。若胃痛急剧而拒按，伴见便秘舌苔黄燥者，为食积化热，可合用大黄甘草汤加黄连、白芍以清热通腑，缓急止痛。若因误食药物或毒物致胃痛急剧，恶心呕吐，腹泻稀水或脓血便甚至昏迷者，须急救，监护，并根据中毒物之不同，给予解毒药物静脉滴注。

（4）湿热中阻证。

〔证候〕 胃脘热痛，胸脘痞闷，口苦口黏，头身重浊，泄泻急迫、泻而不爽、肛门灼热，舌苔黄腻，脉滑数。

〔治则〕 清化湿热，理气和胃。

〔方药〕 连朴饮合六一散化裁：黄连，厚朴，山栀子，清半夏，藿香，滑石，甘草，白蔻仁。若偏热者，加黄芩、蒲公英以增清热泻火之力，偏湿者加薏苡仁、佩兰、荷叶、茯苓以增芳香化湿之功。若寒热互结，干噫食臭，心下痞硬者，可用半夏泻心汤。热重呕血吐血者用三黄泻心汤。

（5）脾胃虚弱证。

〔证候〕 胃痛反复发作，绵绵不休，劳累后加重，若胃阴亏虚者胃脘呈灼痛，口燥咽干，手足心热，似饥不食，舌红少津，脉细；以脾胃虚寒为主者胃痛呈冷痛，喜温喜按，得食则缓，伴食少便溏，呕吐嗳腐，舌淡苔薄白，脉沉细。

〔治则〕 胃阴亏虚者治宜益胃养阴止痛；脾胃虚寒者治宜健脾温中止痛。

　　[方药] 胃阴亏虚者用益胃汤和合芍药甘草汤：北沙参，麦冬，生地，玉竹，淡竹叶，白芍，生甘草，伴灼痛嘈杂者加黄连，吴茱萸。脾胃虚寒者用黄芪建中汤加味：黄芪，党参，干姜，桂枝，甘草，白芍，元胡，乌药，若泛吐清水痰涎者加姜半夏、吴茱萸、陈皮；内寒偏甚加熟附子、川椒、小茴香。

　　4. 治疗胃黏膜损伤的常用中药

　　（1）白及粉：味甘、苦，性凉。归肺、胃经。功能收敛止血，消肿生肌。是治疗急性胃炎、胃溃疡、胃及十二指肠出血常用中药，本品质极黏腻，性极收涩，研末内服，可封填破损，愈合溃疡，止血生肌。《本经》记载其"主痈肿恶疮败疽，伤阴死肌，胃中邪气，贼风……"，药理研究表明白及胶浆能促进家兔创面肉芽生长及愈合，能明显减轻由盐酸引起的大鼠胃黏膜损伤，其可能的机制是刺激胃黏膜合成和释放内源性前列腺素；白及能显著缩短凝血时间及凝血因子时间，加速红细胞沉降率，可抑制纤维蛋白溶解，并能增加血小板因子Ⅲ，本品有止血、保护胃黏膜、增加其在胃壁的吸附作用，是一味对炎症、溃疡、出血具有良好功用的药物。如出血明显，可合用三七粉、生大黄粉，泛酸明显，可合用海螵蛸粉、制大黄粉冲服，入汤剂白及剂量可用至 20 g。

　　（2）大黄：大黄味苦性寒，归胃、大肠、脾、肝经，走气分，兼入血分，功能攻下导滞，泻火解毒，祛瘀止血；生用功擅泻下解毒，酒制善清上焦血分之热，活血作用增强，熟大黄清利湿热功胜，泻下力缓，生大黄有抗胃溃疡作用，可防止和减轻胃溃疡的发生、发展。对大黄止血不留瘀的特点，清·唐容川云："大黄一味，既是气药，又是血药，止血不留瘀，瘀血祛则血得归经，如此则虽不止血，血必自止。"治大量吐血，可以炒用甚至炒炭用。以减少快利之性而发挥其止血之功，通过适当配伍，则温清、消补皆宜，温用配炮姜炭、肉桂，凉用配黄连、生地炭，补用可配人参、甘草。动物实验研究表明大黄及其炮制品对大鼠黏膜糜烂性胃出血有良好的止血作用，止血机制与改善毛细血管脆性，促进骨髓制造血小板、缩短凝血时间、促进血小板聚集及降低纤溶活性有关，大黄还有抗病原微生物、抑制幽门螺杆菌的作用，煎剂可抑制多种消化酶，但对胃蛋白酶无影响。生大黄单用即可治疗急性上消化道出血，疗效确切，安全无毒，多用粉剂，每次 3～5 g，每日 4 次温水调服，或将大黄粉与白及粉、三七粉按 1∶1∶0.5 的比例混合，调成糊状，温开水冲服或灌胃，每次 3～5 g，每日 4 次，有报道用大黄炭、乌贼骨、苎麻根煎汤灌胃治疗上消化道出血 85 例，有效率 98.8%。对急性胃炎、胃溃疡、胃出血属于胃热型者可用泻心汤（生大黄、黄连、黄芩）汤剂以泻热凉血，或配合白及、乌贼骨，止血、制酸、护胃作用更强。大黄苦寒沉降，气味俱厚，力猛善走，推陈致新，有泻热之功。

　　（3）珠黄散：主要成分为珍珠、牛黄、冰片等。珍珠、牛黄有清热解毒、收效生肌作用，冰片内用清热止痛，外用防腐止痒。散剂内服或鼻饲给药，对胃黏膜的溃疡、糜烂、出血均有较好疗效。

　　（4）乌贝散：乌贝散由乌贼骨、贝母组成，按 1∶0.8 比例研成粉末，每次 3～6 g，1 日 3 次，凉水吞服，治疗急性出血性胃炎有明显疗效，乌贝散有收敛止血，收缩血管，促进血凝，保护胃黏膜的作用。

二、慢性胃炎

　　胃黏膜呈非糜烂的炎性改变，如黏膜色泽不均、颗粒状增生及黏膜皱襞异常等。本病属中医学"胃脘痛"范畴，与"痞证""嘈杂"等有密切关系。胃脘痛最早见于《灵枢·邪气脏腑病形》胃痛者，腹胀，胃脘当心而痛。

（一）中医病因病机

中医认为慢性胃炎的病因病机多由于机体的脾胃素虚，加之内外之邪乘袭所致，主要与饮食所伤，七情失和等有关。

1. 饮食所伤

饮食不节，食滞内生；或寒温失宜，损伤脾胃；或进食不洁之物，邪从口入；或偏食辛辣肥甘厚味，湿热内生，均可引起脾胃运化失职，胃失和降。

2. 情志内伤

长期焦虑、忧思等，情志不调，肝失疏泄，气机阻滞，脾失健运，胃失和降，导致肝胃不和或肝郁脾虚；或肝气郁久化火，致肝胃郁热。

3. 脾胃虚弱

素体脾胃不健，或久病累及脾胃，或误治滥用药物，损伤脾胃，致脾胃虚弱。脾气不足则运化无力，湿浊内生，阻遏气机；胃阴不足则灏养失职。

可见，多种原因均可致病，以饮食、情志所伤多见。本病初起多实，病在气分，久病以虚为主，或虚实相兼，寒热错杂，病在血分。病位在胃，与肝脾关系密切，其病机总为"不通则痛"或"不荣则痛"。

（二）相关检查

1. 胃液分析

浅表性胃炎者胃酸分泌不受影响，基础分泌量与最大分泌量一般正常。B型萎缩性胃炎者胃酸正常或降低，A型胃炎则降低，严重者无胃酸。

2. 血清学检查

A型胃炎血清促胃液素水平明显升高，壁细胞抗体呈阳性，内因子抗体阳性率低于壁细胞抗体，如胃液中检测到内因子抗体对恶性贫血有很高的诊断价值；B型胃炎促胃液素水平常降低。

3. 胃镜及组织学检查

是慢性胃炎诊断的最可靠方法。浅表性胃炎胃镜下表现为黏膜充血、色泽较红、边缘模糊，多为局限性，水肿与充血区共存，形成红白相间征象，黏膜粗糙不平，有出血点，可有小的糜烂。萎缩性胃炎则见黏膜失去正常颜色，呈淡红、灰色，呈弥散性，黏膜变薄，皱襞变细平坦，有上皮细胞增生或明显的肠化生。组织学检查浅表性胃炎以慢性炎症改变为主，萎缩性胃炎则在此基础上有不同程度的萎缩与化生。

（三）诊断与鉴别诊断

1. 诊断

慢性胃炎的诊断主要依赖于胃镜和病理组织学检查。胃液分析和血清学检查有助于萎缩性胃炎的分型。

2. 鉴别诊断

本病主要与以下几种常见病鉴别。

（1）胃癌：慢性胃炎之症状如食欲不振、上腹不适、贫血等，少数胃窦胃炎的 X 线征象与胃癌颇相似，需特别注意鉴别。绝大多数患者胃镜检查及活检有助于鉴别。

（2）消化性溃疡：两者均有慢性上腹痛，但消化性溃疡以上腹部规律性、周期性疼痛为主，而慢性胃炎疼痛很少有规律性并以消化不良为主。鉴别依靠胃镜检查。

（3）慢性胆道疾病：如慢性胆囊炎、胆石症常有慢性右上腹痛、腹胀、嗳气等消化不良的症状，易误诊为慢性胃炎。但该病胃肠检查无异常发现，胆囊造影及 B 超异常可最后确诊。

（4）其他：如肝炎、肝癌及胰腺疾病亦可因出现食欲不振、消化不良等症状而延误诊治，全面查体及有关检查可防止误诊。

（四）辨证论治

1. 辨证分型

（1）湿热互结。

［证候］　胃脘疼痛灼热，脘腹胀闷，泛恶，干呕，渴不欲饮，口苦口臭，尿黄，肠鸣辘辘，便溏或便秘。舌质红，边尖深红，苔黄腻，脉滑数。

［证候分析］　湿热内结，气机不畅，故见胃脘疼痛灼热，脘腹胀闷；胃气上逆测感泛恶，干呕；湿热内盛，津不上承，故有渴不欲饮，口苦口臭；湿热下注则尿黄；湿热伤及肠道，传化失常，故有肠鸣辘辘，便溏或便秘；舌质红，边尖深红，苔黄腻，脉滑数均为湿热内结之象。

（2）肝胃气滞。

［证候］　胃脘疼痛，连及胁肋，胀闷不适，食后尤甚，嗳气嘈杂，呕恶泛酸。舌质淡红，苔薄白，脉弦。

［征候分析］　肝失疏泄，气机不畅，则见胃脘疼痛，连及胁肋；肝气横逆犯胃、胃失和降，可有胀闷不适，食后尤甚，嗳气嘈杂，呕恶泛酸；舌质淡红，苔薄白，脉弦为肝胃气滞之象。

（3）脾胃虚寒。

［症状］　胃痛隐隐，喜暖喜按，食后胀满，呕吐清涎，纳食减少，腹泻便溏，四肢酸软，畏寒喜暖，面色不华。舌质淡红，苔薄白，脉细弱或沉细。

［证候分析］　脾胃阳虚，脉络失于温养，故有胃脘隐痛；虚则喜按；寒则喜暖；脾虚运化迟缓，水饮停胃，故有食后胀满，呕吐清涎，纳食减少，腹泻便溏；脾主四肢，脾虚则四肢酸软；阳虚则生内寒，可有畏寒喜暖；面色不华，舌质淡红，苔薄白，脉细弱或沉细为中虚有寒，脾阳不振之征。

（4）胃阴亏损。

［证候］　胃脘疼痛隐隐，似饥而不欲食，食后饱胀，干呕嗳气，口干舌燥，渴喜冷饮，便干。舌红少津有裂纹，脉细数。

［证候分析］　胃阴受伤，胃络失养，故见胃脘疼痛隐隐，似饥而不欲食；胃失和降则食后饱胀，干呕嗳气；阴虚津少则口干舌燥，渴喜冷饮；肠道失润则便干；舌红少津有裂纹，脉细数均为阴虚之象。

（5）瘀阻胃络。

［证候］　胃脘刺痛，痛有定处拒按，便血色黑。舌质暗红有瘀斑，脉细涩。

［证候分析］气滞则血瘀，血瘀有形，可有胃脘刺痛，痛有定处拒按；血脉受伤，可致便

血色黑；舌质暗红有瘀斑，脉细涩均为瘀血内结之象。

2. 分型治疗

（1）湿热互结。

［治则］清化热湿，和中止痛。

［方药］半夏泻心汤

［加减］半夏9 g，黄芩9 g，黄连3 g，蒲公英30 g，党参12 g，大枣15 g，煅瓦楞30 g，炙甘草6 g。随症加减：胃胀者，加枳壳15 g，以理气；湿重者，加藿香9 g、厚朴6 g，以化湿；热重者，加生大黄6 g，以清热；呕吐者，加姜竹茹9 g，以降逆止呕。

（2）肝胃气滞。

［治则］疏肝理气，和胃止痛。

［方药］柴胡疏肝散合金铃子散。

［加减］枳壳15 g，柴胡6 g，香附9 g，白芍9 g，川芎6 g，川楝子9 g，延胡索9 g，瓦楞子30 g，陈皮6 g，甘草6 g。随症加减：口苦口干者，加左金丸6 g，以辛开苦降；泛酸明显者，加乌贼骨15 g，以制酸。

（3）脾胃虚寒。

［治则］温中散寒，健运脾胃。

［方药］香砂六君子汤合附子理中丸。

［加减］党参15 g，白术12 g，茯苓12 g，陈皮6 g，半夏9 g，木香9 g，砂仁3 g，附子6，干姜6 g，甘草6 g。随症加减：神疲甚者，加黄芪15克，以加强补气功效；纳少者，加鸡内金6 g，谷麦芽各15 g，以助消化。

（4）胃阴亏损。

［治则］养阴益胃。

［方药］叶氏养胃汤。

［加减］北沙参9 g，麦冬9 g，石斛15 g，白芍9 g，扁豆9 g，乌梅3 g，蒲公英15 g，木香9 g，火麻仁9 g，甘草6 g。随症加减：胃脘胀痛者，加八月札12 g，佛手6 g，绿萼梅9 g，以加强理气功效而不伤阴；口干甚而心烦者，加黄连3 g，吴茱萸2 g，以辛开苦降；反复吐血、便黑、有瘀点者，加蒲黄炭10 g、参三七粉3 g（吞），以止血。

（5）瘀阻胃络。

［治则］活血化瘀，通络和胃。

［方药］失笑散合活络效灵丹。

［加减］五灵脂9 g（包煎），蒲黄9 g，丹参15 g，乳香6 g，没药6 g，郁金9 g，当归9 g，陈皮6 g。随症加减：有黑粪者，加参三七9 g、花蕊石15 g，以止便血；吐血者，加白及粉3 g，以止血。

3. 中成药

（1）胃苏冲剂：每次1包，一日3次。适用于慢性胃炎肝胃不和型。

（2）胃复春片：每次4片，一日3次。适用于慢性胃炎、萎缩性胃炎。

（3）猴菇菌片：每次4片，一日3次。适用于慢性糜烂性胃炎。

（4）养胃冲剂：每次 1 包，一日 3 次。适用于慢性胃炎脾胃虚弱型。

4. 简便方

（1）小茴香 6 g、生姜 6 g，加水先煮取汁，去渣，加粳米 100 g 煮为稀粥。适用于慢性胃炎虚寒腹痛者。

（2）生萝卜 200 g，捣汁，沸水烫温，分数次温眼。适用于慢性胃炎腹胀纳呆者。

（3）鲜山楂适量，捣汁，每日服 50 mL，入蜂蜜适量调匀，分次细咽。适用于萎缩性胃炎。

5. 其他疗法

（1）针灸疗法：取内关、中脘、足三里穴，如见肝气犯胃者加阳陵泉、太冲、期门，脾胃虚寒加胃俞、脾俞、公孙，病久有血瘀者加肝俞、三阴交。操作可用平补平泻。而脾胃虚寒者宜补法，并可加灸。

（2）耳针法：取穴肝、胃、皮质下、下脚端。每日 1 次，选用 2～3 穴，留针 15～20 min。

（3）食疗。

1）牛奶 200 mL，煮沸，睡前饮，长期饮用。

2）酸奶 50 mL，沸水烫温，或放糖少许，每日 2 次，空腹饮用。适用于萎缩性胃炎。

3）大麦芽 100 g，用纱布包扎，与红枣 250 g 共煮，至枣烂，去核捣成枣泥，冷却后，加猪板油适量，山药粉 100 g，白糖 150 g 混合成馅，用面粉做成包子，上笼蒸熟，当饭食用。适用于慢性胃炎腹胀、食欲不佳者。

4）甘蔗绞汁 100 mL，早晚 2 次服。适用于萎缩性胃炎或慢性胃炎胃阴受损者。

三、消化性溃疡

本病临床表现为节律性上腹痛，周期性发作，伴有吞酸、反酸等症，与"胃疡"相类似，可归属于中医学"胃脘痛""反酸"等范畴。

（一）病因病机

中医学认为多种原因可导致本病，常与脾胃虚弱、饮食不节、情志所伤等相关。

1. 饮食所致

《素问·痹论》指出："饮食自备，肠胃乃伤。"饥饱失常，脾胃受损，气机不畅；或恣食辛辣肥甘之品，嗜酒嗜烟，湿热内生，中焦气机受阻；或贪食生冷，损伤中阳，气血运行涩滞，不通则痛。

2. 情志内伤

《沈氏尊生书·胃病》说："胃病，邪干胃脘病也……唯肝气相乘为尤甚，以木性暴，且正克也。"可见忧思恼怒，肝失疏泄，横逆犯胃，胃失和降，可致胃痛；另外，气郁久而化热，肝胃郁热，热灼而痛；气滞则血行不畅，胃络不通，瘀血内停亦可为痛。

3. 脾胃虚弱

素体脾胃虚弱，先天禀赋不足，或劳倦所伤，或久病累及，或失治误治皆可损伤脾胃。中阳不足则虚寒内生，温养失职；胃阴不足则濡养不能，皆不荣而痛。

本病多因虚而致病，起病缓慢，反复发作，多因饮食、情志、寒邪等诱发。初起在气，多为气滞；久患者血，可兼见血病。病变部位主要在胃，与肝脾关系密切，病性总属本虚标实，脾胃虚弱是其发病基础。郁热内蒸，迫血妄行，或中阳虚弱，气不摄血，血溢脉外，可变生呕血、便血；气滞血瘀，邪毒郁结于胃可演变为胃癌。

（二）相关检查

1. 幽门螺杆菌检查

Hp 检查已成为消化性溃疡的常规项目，其方法可分为侵入性和非侵入性两类。常用的侵入性检测方法包括快呋塞米素酶试验、组织学检查、黏膜涂片染色和聚合酶链反应等，其中快速尿素酶试验操作简单，费用低，为首选方法。非侵入性检测主要用于科研，而 ^{13}C 或 ^{14}C 尿素呼气试验敏感且特异性高，无须胃镜检查，可用于根除治疗后复查的首选。

2. X 线钡餐检查

气钡双重对比造影能很好显示胃黏膜情况。X 线发现龛影是消化性溃疡的直接征象，是诊断的可靠依据，切线位观察时龛影突出于胃或十二指肠轮廓之外，周围有透亮带，黏膜皱襞向溃疡集中。局部压痛、痉挛性切迹、十二指肠球部激惹和畸形，是溃疡的间接征象。

3. 内镜检查

内镜检查是消化性溃疡最直接的诊断方法。不仅可观察溃疡部位、大小、数目与形态，还可取材作病理学和 Hp 检查，同时对良性与恶性溃疡的鉴别诊断有很高价值。溃疡镜下所见通常呈圆形或椭圆形，边缘锐利，基底光滑，覆盖有灰白色膜，周围黏膜充血、水肿。根据镜下所见分为活动期、愈合期和瘢痕期。

4. 胃液分析

诊断价值不大，主要用于胃泌素瘤的辅助诊断。

5. 血清胃泌素测定

有助于胃泌素瘤诊断，本病通常表现为胃泌素和胃酸水平升高。

（三）诊断

1. 诊断要点

（1）长期反复发生的周期性、节律性慢性上腹部疼痛，应用制酸药物可缓解；

（2）上腹部可有局限深压痛；

（3）X 线钡餐造影见溃疡龛影；

（4）内镜检查可见到活动期溃疡。

具备上述条件即可确诊。

2. 特殊类型的消化性溃疡

（1）无症状性溃疡：15% ～ 30% 消化性溃疡患者无任何症状，一般因其他疾病作胃镜或 X 线钡餐造影或并发穿孔、出血时发现，多见于老年人。

（2）老年性消化溃疡：近年来发病率有上升趋势，多表现为无症状性溃疡，或症状不典型，如食欲不振，贫血、体重减轻较突出。GU 等于或多于 DU，溃疡多发生于胃体上部或小弯，以巨大溃疡多见，易并发大出血。

（3）复合性溃疡：指胃和十二指肠同时发生的溃疡，约占消化性溃疡的 5%，一般是 DU 先于 GU，易发生幽门梗阻。

（4）幽门管溃疡：较少见。常伴胃酸过多，缺乏典型溃疡的周期性和节律性疼痛，餐后即出现剧烈疼痛，制酸剂疗效差，易出现呕吐或幽门梗阻，易穿孔或出血。

（5）球后溃疡：球后溃疡多发于十二指肠乳头的近端。夜间疼痛和背部放射痛更为多见，内科治疗效果差，易并发出血。

（四）鉴别诊断

1. 其他引起慢性上腹痛的疾病

虽然通过胃镜可以检出消化性溃疡，但部分患者在消化性溃疡愈合后症状仍不缓解，应注意是否有慢性肝胆胰疾病、慢性胃炎、功能性消化不良等与消化性溃疡曾经共存。

2. 胃癌

胃镜发现胃溃疡时，应注意与癌性溃疡鉴别，典型胃癌溃疡形态多不规则，常＞2 cm，边缘呈结节状，底部凹凸不平、覆污秽状。部分癌性胃溃疡与良性胃溃疡在胃镜下难以区别。因此，对于胃溃疡，应常规在溃疡边缘取活检。对有胃溃疡的中老年患者，当溃疡迁延不愈时，应多点活检，并在正规治疗6～8周后复查胃镜，直到溃疡完全愈合。

（五）中医治疗

1. 辨证施治

（1）辨寒热：寒证多见胃脘冷痛，因饮冷受寒而发作或加重，得热则痛减，遇寒则痛增，口淡，苔白；热证多见胃脘灼热疼痛，进食辛辣燥热食物易于诱发或加重，喜冷恶热，胃脘得凉则舒，伴有口苦口干，大便干结，舌红，苔黄。

（2）辨虚实：虚证多见于久病体虚者，胃痛隐隐，痛势徐缓而无定处，或摸之莫得其所，时作时止，痛而不胀或胀而时减，饥饿或过劳时易诱发疼痛或致疼痛加重，揉按或得食则疼痛减轻，伴有食少乏力，脉虚等症；实证多见于新病体壮者，其胃痛兼胀，表现胀痛、刺痛，痛势急剧而拒按，痛有定处，食后痛甚，伴有大便秘结，苔厚，脉实等症。

胃镜检查可作辨证参考：溃疡面为白或灰白色分泌物，多属寒证。溃疡大而深，其表面为黄白厚苔或黄厚苔，周围黏膜肿胀呈围堤样，黏膜充血、水肿、糜烂，表面渗血，分泌物多，有脓性分泌物，有幽门螺杆菌感染者，多为热证。溃疡局部糜烂、渗出，周边暗红、充血，边缘肿胀隆起形成围堤样改变，为有血瘀。

治疗消化性溃疡的根本目的是促进溃疡的愈合，防止其复发，消除临床症状。治疗的基本原则为理气和胃止痛，化瘀生肌。属实者，治以驱邪为主，根据寒凝、气滞、郁热、血瘀、湿热之不同，分别采用温胃散寒，消食导滞，疏肝理气，泄热和胃，活血化瘀，清热化湿诸法；属虚者，治以扶正为主，根据虚寒、阴虚之异，分别用温中益气、养阴益胃之法。虚实并见者，则扶正祛邪之法兼而用之。溃疡活动期强调祛邪，如清热除湿；愈合期宜配伍敛疮生肌之品。

2. 分型证治

（1）肝胃不和证。

［证候］ 胃脘胀痛，痛引两肋，情志不遂而诱发或加重，嗳气，泛酸，口苦，舌淡红，苔薄白，脉弦。

［治法］ 疏肝理气，健脾和胃。

［方药］ 柴胡疏肝散合五磨饮子加减。痛甚者加延胡索；嗳气明显加沉香、柿蒂；泛酸明显加黄连、吴茱萸。

（2）脾胃虚寒证。

［证候］胃痛隐隐，喜温喜按，畏寒肢冷，泛吐清水，腹胀便溏，舌淡胖边有齿痕，苔白，脉迟缓。

［治法］温中散寒，健脾和胃。

［方药］黄芪建中汤加减。泛吐清水明显加法半夏、茯苓；泛酸甚者，加吴茱萸、乌贼骨。

（3）胃阴不足证。

［证候］胃脘隐痛，似饥而不欲食，口干而不欲饮，食欲缺乏，干呕，手足心热，大便干，舌红少津少苔，脉细数。

［治法］健脾养阴，益胃止痛。

［方药］一贯煎合芍药甘草汤加减。大便干结者，加火麻仁、柏子仁；神疲乏力者，加太子参、黄芪；嗳气加香橼、佛手。

（4）肝胃郁热证。

［证候］胃脘灼热疼痛，胸胁胀满，泛酸，口苦口干，烦躁易怒，大便秘结，舌红，苔黄，脉弦数。

［治法］清胃泄热，疏肝理气。

［方药］化肝煎合左金丸加减。两胁胀痛甚者，加郁金、川楝子；苔黄腻者去青皮，加茵陈、藿香。

（5）胃络瘀阻证。

［证候］胃痛如刺，痛处固定，肢冷，汗出，有呕血或黑便，舌质紫暗，或有瘀斑，脉涩。

［治法］活血化瘀，通络和胃。

［方药］活络效灵丹合丹参饮加减。口干咽燥者加沙参、麦门冬、天花粉；夜痛甚者加九香虫、三七。

3. 成药验方

（1）桂附理中丸，每次 9 g，每日 2 次。用于脾胃虚寒证。

（2）柴芍六君子丸，每次 9 g，每日 2 次。用于肝郁脾虚证。

4. 针灸疗法

取上脘、梁门、天枢、内关、足三里、膈俞、胃俞、脾俞、肝俞、三阴交穴。针灸并用，每日 1 次，平补平泻，留针震动，30 ～ 60 min 后出针，配合中脘挑刺疗法，每月 1 次，注意严格消毒，防止局部感染。

四、溃疡性结肠炎

溃疡性结肠炎属于中医学"腹痛""泄泻""痢疾""肠风""脏毒"范畴。

（一）病因病机

本病主要由感受外邪，饮食劳倦所伤，禀赋不足，情志抑郁，以及久病等损伤脾及肠引起。外邪以湿热为主，湿为阴邪，常侵及腹下部的大肠。饮食劳倦所伤，禀赋不足，情志抑郁，以及久病等所导致的脾胃功能下降，被视为溃疡性结肠炎的主要内因。

感受湿热外邪，或情志不调，肝气犯脾，脾虚生湿，湿邪化热；或恣食肥甘厚味，损伤脾胃，蕴生湿热；湿热下注大肠，壅滞于肠间，使肠腑传导失司，腑气不利，气血壅滞，而致肠黏膜充血、水肿、糜烂，肠络受损，脂膜腐败，内溃成疡，化为脓血，发为本病。湿热下注大肠，壅滞于肠间，邪气下迫，则里急后重；邪壅于肠，气机阻滞，则腹痛；若脾胃虚弱，或久病不愈，肾阳虚衰，脾失温煦，而致脾失健运，运化失常，水谷停滞，清浊不分，可伴发泄泻。若气虚，大肠传送无力，或阴虚，肠道失润，可致大肠传导功能减弱，还可伴发便秘。

本病病位在大肠，与脾胃关系密切，可累及肝肾。病理因素以湿邪为主，在急性期、活动期主要为湿热，久则脂络腐败，化为脓血，邪伤正气，渐由实转虚，而成脾胃虚弱、脾肾阳虚、阴血亏虚等。初病多在气，久患者血，病程愈长，瘀血愈明显，致使腹痛部位固定，腹生肿块。病机特点是脾虚为本，湿热为主要致病之标，血瘀为病变局部的重要病理变化。

（二）相关检查

1. 血液检查

可有轻、中度贫血。重症患者内细胞计数增高及红细胞沉降率加速。严重者血清蛋白及钠、钾、氧降低。缓解期如有血清 α_2 球蛋白增加，δ 球蛋白降低常是病情复发的先兆。

2. 粪便检查

活动期有黏液脓血便，反复检查包括常规、培养、孵化等均无特异病原体发现，如阿米巴包囊、血吸虫卵等。

3. 纤维结肠镜检查

本检查是最有价值的诊断方法，通过结肠黏膜活检，可明确病变的性质。

（三）诊断

具有持续或反复发作腹泻和黏液脓血便、腹痛、里急后重，伴有（或不伴）不同程度全身症状者，应考虑本病。

（1）根据临床表现、结肠镜检查 3 项中之任何一项和（或）黏膜活检支持，可诊断本病。

（2）根据临床表现和钡剂灌肠检查 3 项中之任何一项，可诊断本病。

（3）临床表现不典型而有典型结肠镜或钡剂灌肠改变者，也可临床拟诊本病，并观察发作情况。

（4）临床上有典型症状或既往史，而目前结肠镜或钡剂灌肠检查并无典型改变者，应列为"疑诊"随访。

（5）初发病例、临床表现和结肠镜改变均不典型者，暂不诊断 UC，可随访 3～6 个月，观察发作情况。

按临床类型可分为慢性复发型、慢性持续型、暴发型和初发型。初发型指无既往史而首次发作；暴发型指症状严重伴全身中毒性症状，可伴中毒性巨结肠、肠穿孔、脓毒血症等并发症。除暴发型外，各型可相互转化。

按临床严重程度可分为轻度、中度和重度。轻度：患者腹泻每日 4 次以下，便血轻或无，无发热、脉搏加快或贫血，血沉正常；中度：介于轻度和重度之间；重度：腹泻每日 6 次以上，明显黏液血便，体温＞37.5℃，脉搏＞90 次/分，血红蛋白（Hb）＜100 g/L，血沉＞30 mm/h。

按病情分期可分为活动期和缓解期。

一个完整的诊断应包括疾病的临床类型、严重程度、病变范围、病情分期及并发症。

（四）鉴别诊断

1. 慢性细菌性痢疾

常有急性菌痢病史，粪便及结肠镜检查取黏液脓性分泌物培养痢疾杆菌的阳性率较高，抗菌药物治疗有效。

2. 阿米巴肠炎

粪便检查可找到阿米巴滋养体或包囊。结肠镜检查溃疡较深，边缘潜行，溃疡间结肠黏膜正常，于溃疡处取活检或取渗出物镜检，可发现阿米巴的包囊或滋养体。抗阿米巴治疗有效。

（五）中医治疗

1. 分型证治

（1）湿热内蕴证。

[证候] 腹泻，脓血便，里急后重，腹痛灼热，发热，肛门灼热，溲赤，舌红苔黄腻，脉滑数或濡数。

[治法] 清热利湿。

[方药] 白头翁汤加味。热毒重，可加马齿苋、败酱草；便血重，加丹皮、地榆清热凉血；腹痛、里急后重明显，可加木香、槟榔。

（2）脾胃虚弱证。

[证候] 大便时溏时泻，迁延反复，粪便带有黏液或脓血，食少，腹胀，肢体倦怠，神疲懒言，舌质淡胖或边有齿痕，苔薄白脉细弱或濡缓。

[治法] 健脾渗湿。

[方药] 参苓白术散加减。久泻不止，中气下陷者，可合用补中益气汤；黏液多者，加法半夏；夹瘀滞者，加蒲黄、丹参、川芎。

（3）脾肾阳虚证。

[证候] 腹泻迁延日久，腹痛喜温喜按，腹胀，腰酸，膝软，食少，形寒肢冷，神疲懒言，舌质淡，或有齿痕苔白润，脉沉细或尺弱。

[治法] 健脾温肾止泻。

[方药] 四神丸加味。可合用理中丸加强温脾阳之功；腰酸肢冷较甚者，加附子、肉桂；腹泻甚者，加扁豆、山药、诃子等。

（4）肝郁脾虚证。

[证候] 腹泻前有情绪紧张或抑郁恼怒等诱因，腹痛即泻，泻后痛减，食少，胸胁胀痛，嗳气，神疲懒言，舌质淡，苔白，脉弦或弦细。

[治法] 疏肝健脾。

[方药] 痛泻要方加味。兼湿热者，加白头翁、黄连、马齿苋；肝郁气滞，胸胁脘腹胀痛者，加柴胡、枳壳、香附；兼瘀滞者，加蒲黄、丹参；若久泻不止，可加酸收之品，如乌梅、诃子等。

（5）阴血亏虚证。

[证候] 大便秘结或少量脓血便，腹痛隐隐，午后发热，盗汗，五心烦热，头晕眼花，神疲懒言，舌红少苔，脉细数。

［治法］ 滋阴养血，清热化湿。

［方药］ 驻车丸。可加玄参、麦冬、生地黄阴生津；热重者，酌加知母、熟大黄以清热通下。

（6）气滞血瘀证。

［证候］ 腹痛，腹泻，泻下不爽，便血色紫暗或黑，胸胁胀满，腹内包块，面色晦暗，肌肤甲错，舌紫或有瘀点，脉弦涩。

［治法］ 化瘀通络。

［方药］ 膈下逐瘀汤加减。兼湿热者，加白头翁、黄连、马齿苋；兼脾虚湿困者，加党参、苍术、厚朴；兼肝郁气滞者，加柴胡、香附、郁金。

2. 成药验方

（1）理中丸，每次 1 丸，每日 2 次。用于脾胃虚寒证。

（2）四神丸，每次 6 g，每日 2 次。用于脾肾阳虚证。

（3）锡类散，内服每次 0.3 g，每日 1 ～ 2 次。适用于溃疡性结肠炎的急性期。

3. 外治

（1）针灸疗法：天枢、上巨虚、足三里、下巨虚、大横、中脘、关元、肝俞、承浆、长强。针灸并用，实证以泻法为主，虚证以补法为主，每日 1 次，留针震动，30 ～ 60 min 后出针。

（2）保留灌肠治疗：主要适用于溃疡性结肠炎的急性期。

1）苍术 15 g，黄檗 15 g，苦参 15 g，地榆 20 g，大黄 10 g，加水煎成 100 ～ 200 mL，每日 1 ～ 2 次灌肠，7 ～ 10 天为 1 个疗程。

2）锡类散 2 支，加生理盐水 40 mL，保留灌肠，每日 1 ～ 2 次，连用 14 天。

五、肝硬化

肝硬化属中医"积聚""症瘕""鼓胀""黄疸"等范畴。

（一）病因病机

本病的病因主要由于酒食不节、情志所伤、感染血吸虫，以及黄疸、积聚迁延日久所致，发病与肝脾肾三脏受损密切相关。

1. 酒食不节

嗜酒过度，或饮食不节，使脾胃受伤，运化失职，升降失司，酒湿浊气蕴结中焦，以致清浊相混，壅塞中焦，土壅木郁，肝失疏泄，气滞血瘀，水湿停聚而致腹部胀大。

2. 情志失调

肝为藏血之脏，性喜条达。情志抑郁，肝气郁结，气机不利，则血行不畅，以致肝之脉络为瘀血阻滞。同时，肝气郁结，横逆克脾，运化失职，以致气滞血痕与水湿交结渐成本病。故《杂病源流犀烛·肿胀源流》说："鼓胀……或由怒气伤肝，渐蚀其脾，脾虚之极，故阴阳不交，清浊相混，隧道不通……其腹胀大。"

3. 感染血吸虫

在血吸虫流行区，遭受血吸虫感染，又未能及时进行治疗，晚期内伤肝脾，肝为藏血之脏，主疏泄调达，伤肝则气滞血瘀；脾主运化、升清，伤脾则升降失常，水湿停聚，而见腹部胀大。正如《诸病源候论·水蛊候》所云："此由水毒气结聚于内，令腹渐大，动摇有声，常欲饮水，皮肤粗黑，如似肿状，名水蛊也。"

4.它病转化

黄疸、积聚等病日久不愈转化而成。黄疸属湿邪致病，湿邪困脾，土壅木郁，肝脾受损，日久及肾，导致腹部胀大；积证日久，积块增大，影响气血的运行，气血瘀阻，水湿停聚不化成为本病。《医门法律·胀病论》所说："凡有症瘕、积块、痞块，即是胀病之根，日积月累，腹大如箕，腹大如瓮，是名单腹胀。"

总之，本病的病变脏腑在肝，与脾、肾密切相关，初起在肝脾，久则及肾。基本病机为肝脾肾三脏功能失调，气滞、血瘀、水停腹中，正如《医门法律·胀病论》所说："胀病亦不外水裹、气结、血瘀。"其特点为本虚标实，本病晚期水湿郁而化热蒙蔽心神，引动肝风，迫血妄行，出现神昏、痉厥、出血等危象。

（二）相关检查

1.血常规检查

在代偿期多正常，失代偿期有不同程度的贫血。脾功能亢进时，白细胞及血小板计数均见减少，后者减少尤为明显。

2.尿常规检查

代偿期一般无明显变化，失代偿期有时可有蛋白及管型和血尿。有黄疸时可出现胆红素，并有尿胆原增加。

3.肝功能试验

肝功能很复杂，临床试验方法虽多，但仍难以全面反映全部功能状态。临床常用的每种试验，只能反映肝功能的某一个侧面，故应进行多个侧面试验并结合临床综合分析判断。

4.腹水检查

腹水呈淡黄色漏出液，外观透明。如并发腹膜炎时，其透明度降低，比重增高一般＞1.018。利凡他试验阳性，白细胞数增多，常在 $500×10^6/L$ 以上，其中多型核白细胞（PMN）计数大于 $250×10^6/L$，腹水培养可有细菌生长。腹水呈血性应高度怀疑癌变，应做细胞学检查。

5.免疫功能检查

细胞免疫检查约半数以上患者的 T 淋巴细胞数低于正常，T 细胞分化抗原测定 CD_3、CD_4、CD_5 降低。体液免疫显示血清免疫球蛋白 IgG、IgA、IgM 均可增高，通常与 γ- 球蛋白的升高相平行。其增高机制系由于肠原性多种抗原物质，吸收至肝后不能被降解，或通过侧支循环直接进入体循环，引起的免疫反应。部分患者还可出现非特异性自身抗体，如抗核抗体、平滑肌抗体、线粒体抗体和抗肝细胞特异性脂蛋白抗体等。病因为病毒性肝炎者，有关肝炎病毒标记呈阳性反应。

（三）诊断

1.肝炎后肝硬化

需有 HBV（任何一项）或 HCV（任何一项）阳性，或有明确重症肝炎史。

2.乙醇性肝硬化

需有长期大量嗜酒史（每日 80 g，10 年以上）。

3.血吸虫性肝纤维化

需有慢性血吸虫史。

4. 其他病因引起的肝硬化

需有相应的病史及诊断，如长期右心力衰竭或下腔静脉阻塞、长期使用损肝药物、自身免疫性疾病、代谢障碍性疾病等。

对代偿期患者的诊断常不容易，因临床表现不明显，对怀疑者应定期追踪观察，必要时进行肝穿刺活组织病理检测才能确诊。

（四）鉴别诊断

1. 与其他原因引起的肝大鉴别

如慢性肝炎、原发性肝癌、血吸虫病、华支睾吸虫病、脂肪肝、肝囊肿、结缔组织病等。

2. 与其他原因引起的脾大鉴别

如慢性血吸虫病、慢性粒细胞白血病、霍奇金淋巴瘤、黑热病等。

3. 与其他原因引起的腹水鉴别

如结核性腹膜炎、慢性肾小球肾炎、缩窄性心包炎、腹内肿瘤、卵巢癌等。

（五）中医治疗

1. 分型证治

（1）气滞湿阻证。

［证候］腹大胀满，按之软而不坚，胁下胀痛，饮食减少，食后胀甚，得嗳气或矢气稍减，小便短少，舌苔薄白腻，脉弦。

［治法］疏肝理气，健脾利湿。

［方药］柴胡疏肝散合胃苓汤加减。若腹胀甚者，加木香、大腹皮、沉香行气消胀；胁下疼痛者，加丹参、延胡索、川楝子活血化瘀，通络止痛；腹中有冷气，食少便溏者，加干姜、附子温里散寒。

（2）寒湿困脾证。

［证候］腹大胀满，按之如囊裹水，甚则颜面微浮，下肢浮肿，怯寒懒动，精神困倦，脘腹痞胀，得热则舒，食少便溏，小便短少，舌苔白滑或白腻，脉缓或沉迟。

［治法］温中散寒，行气利水。

［方药］实脾饮加减。若浮肿较甚，尿少者，加猪苓、肉桂、泽泻行水利尿；脘腹胀满者，加枳壳、砂仁宽中消胀；胁肋疼痛者，加延胡索、香附、青皮行气止痛。

（3）湿热蕴脾证。

［证候］腹大坚满，脘腹撑急，烦热口苦，渴不欲饮，或有面部肌肤发黄，小便短黄，大便秘结或溏滞不爽，舌红，苔黄腻或灰黑，脉弦滑数。

［治法］清热利湿，攻下逐水。

［方药］中满分消丸合茵陈蒿汤加减。若湿热壅盛症见黄疸者，可去人参、砂仁、干姜，加虎杖、金钱草清热利湿退黄；小便赤涩量少者，加陈葫芦、马鞭草、滑石清热利尿；腹胀甚，腹水不退，尿少便秘者，可用舟车丸、甘遂或禹功散等攻下逐水，但此类药作用竣烈，中病即止，不可久服。

（4）肝脾血瘀证。

［证候］腹大胀满，脉络怒张，胁腹刺痛，面色晦暗黧黑，胁下症块，面颈胸壁等处可见

红点赤缕，手掌赤痕，口干不欲饮，或大便色黑，舌质紫暗，或有瘀斑，脉细涩。

［治法］活血化瘀，化气行水。

［方药］调营饮加减。若胁下症块者，可酌加三棱、莪术、穿山甲破血化瘀，消症散结；大便色黑者，加蒲黄、三七粉、茜草化瘀止血；腹水甚者，加猪苓、车前子、马鞭草，如腹水仍不消退也可用舟车丸等攻下逐水。

（5）脾肾阳虚证。

［证候］腹大胀满，形如蛙腹，朝宽暮急，神疲怯寒，面色苍黄或㿠白，脘闷纳呆，下肢浮肿，小便短少不利，舌淡胖，苔白滑，脉沉迟无力。

［治法］温肾补脾，化气利水。

［方药］附子理中汤合五苓散加减。若青筋暴露者，可加丹参、水蛭活血化瘀；神疲乏力、少气懒言者，可加黄芪、薏苡仁、扁豆以益气健脾；肾阳虚衰较甚，症见面色㿠白，怯寒肢冷，腰膝酸软者，可改用济生肾气丸。

（6）肝肾阴虚证。

［证候］腹大胀满，甚或青筋暴露，面色晦滞，口干舌燥，心烦失眠，牙龈出血，时或鼻衄，小便短少，舌红绛少津，少苔或无苔，脉弦细数。

［治法］滋养肝肾，化气利水。

［方药］一贯煎合膈下逐瘀汤加减。若口干咽燥者，加石斛、沙参、玄参、白茅根生津止渴；牙龈出血、鼻衄者，可加侧柏叶、藕节、仙鹤草以止血；小便短少者，加车前子、滑石、猪苓利尿；若阴虚阳浮，症见头晕耳鸣，面赤颧红者，加龟板、鳖甲、牡蛎等滋阴潜阳；阴虚内热，症见潮热盗汗，加银柴胡、地骨皮、青蒿等清虚热。

2. 成药验方

（1）大黄䗪虫丸，每次 2 丸，每日 2～3 次，疗程 3 个月至 1 年。适用于肝硬化。

（2）鳖甲煎丸，每次 6 g，每日 3 次。适用于脾肿大。

3. 外治

（1）针灸疗法：背俞连续拔火罐，每周 1 次，每次自上而下，自下而上，连续拔火罐 300～500 罐，以整个腰背部严重瘀血为宜。4 次后改为两周 1 次。主治肝硬化诸症有效。

（2）其他疗法：外敷消腹水方。甘遂适量研末，连头葱白，根，共捣烂。用时先以醋涂脐部，然后将药泥适量敷脐上，纱布覆盖固定。2～4 h 即可排尿或稀水便。

第三节　心血管系统疾病

一、心力衰竭

心力衰竭属中医"惊悸""怔忡""喘证""痰饮""水肿""心痹""心水"等范畴。

（一）病因病机

心力衰竭的产生，多因心病久延，体质虚弱，尤其是心之气血阴阳亏损，致脏腑功能失调。

在此基础上，每因感受外邪，情志失调，饮食不节，劳倦过度，妊娠，分娩等而诱发。

1. 心病久延

由于久病不愈，先天禀赋不足，后天多种因素损及于心，致使心之气血阴阳受损。心为君主之官，心病则五脏六腑皆摇，致五脏衰弱而出现心力衰竭之症。心主血脉，心神志，心病则血脉不通，心失所养则心悸怔忡。心病及肺，肺脉瘀阻，气道壅塞，或因肺气虚弱，则现咳逆气喘，咯痰咯血。心病及脾，脾阳不振，则肢体水肿，纳呆腹胀，乏力倦怠。心病及肝，肝失疏泄，气滞血瘀，可见肋下症瘕，唇青甲紫，青筋显露。心病及肾，肾阳衰微，水饮内停，外溢肌肤为肿，上凌心肺则致心悸、喘咳、不得卧。

2. 外感时邪

素有心疾，心气耗损，营血不周致心脉瘀阻，复感六淫之邪，机体无力抵御，邪气不能驱除，内舍于心，进一步损伤心气，心脉瘀阻而诱发本病。

3. 情志失调

情志忧伤，致肝气郁结，气滞则血瘀。木不疏土，脾运失职则痰湿内生。气郁化火，炼津成痰，痰湿阻滞脉络而诱发本病。

4. 饮食不节

过食肥甘厚腻或暴饮暴食，损伤脾胃，脾失健运，气血少生，血虚心脉失养，痰浊阻滞经脉而诱发本病。

5. 劳倦、妊娠、分娩

劳倦过度，损伤心脾，气血不足则心悸，动则气喘；耗气伤肾，肾不纳气则短气喘促。妊娠、分娩，耗血动气，损伤心肾之阴阳，均可诱发本病。

总之，心力衰竭病位在心，累及肺脾肾脏，初病多见心肺气虚，动则气促心悸；渐及脾肾，由气及阳，阳虚则鼓动无力，血脉停滞；脾虚不运，肾不化水，水饮内停，泛于肌肤而为肿，上凌心肺则发心悸气喘；终致心肾衰竭，阴尽阳纯而成危候。部分患者在发病的不同阶段，可有气虚兼阴虚，但其基本病理变化总以气（阳）虚为特点。血不流则成瘀，水不化则成饮，血瘀多由气虚而成，水饮则由阳虚所致。血水相关，瘀饮互化，相兼为患，因虚致实，故标实当以瘀血、水饮为主。由于正虚邪实互为影响，导致心力衰竭日渐加重。

（二）相关检查

1. X 线检查

（1）心脏扩大：突然左心室增大常提示为心肌收缩功能不全性心力衰竭。心影增大的程度，取决于原来的心血管疾病，并可根据其变化特点，进一步确定引起左心衰竭的原发疾病。

（2）肺部异常。

1）一般胸部 X 线检查常可发现肺血管纹理增粗，包括两个肺的肺静脉阴影显著，右或左中心肺动脉扩张肺间质密度增深，叶间渗出和 Kerley B 线。

2）心力衰竭晚期可有胸腔积液，急性肺水肿时整个肺野模糊。若心包积液时可使心脏阴影普遍性增大。

2. 心电图检查

（1）左心衰竭：心电图检查可发现左室肥大劳损，心动过速或其他心律失常及急性心肌梗死等改变。但多为引起左心衰竭的原发病表现，并非引起左心衰竭的直接征象。心电图上 V_1 导联的 P 波终末向量（PTF-V_1）是反应左心功能减退的良好指标，在无左房室瓣狭窄时，若 PTF-$V_1 < -0.03$ mm·s，提示早期左心衰竭的存在。

（2）右心衰竭：心电图可发现右心肥厚或伴劳损，若右心力衰竭系继发于左心衰竭则有双侧心室肥厚表现。此外，常有低电压及心律失常等变化。

3. 超声心动图检查

能直接观察心内结构与功能变化，是一项心血管疾病诊断和血流动力学监测非常有效的诊断技术。通过超声心动图能确定引起心力衰竭的基本心脏疾病，能证实心功能不全，区分心包积液和普遍性心脏肥大。

4. 有创性血流动力学检查

对心功能不全患者目前多采用漂浮导管在床边进行，经静脉插管直至肺小动脉，测定各部位的压力及血液含氧量，计算心排血指数（CI）及肺小动脉楔压（PCWP），直接反映左心功能，正常时 CI > 2.5 L/（min·m^2）；PCWP < 1.60 kPa（12 mmHg）。

5. 放射性核素检查

放射性核素心血池显影，除有助于判断心室腔大小外，以收缩末期和舒张末期的心室影像的差别计算 EF 值，同时还可以通过记录放射活性—时间曲线计算左心室最大充盈速率以反映心脏舒张功能。

（三）诊断

心力衰竭的诊断是综合病因、病史、症状、体征及客观检查而做出的。首先应有明确的器质性心脏病的诊断。心力衰竭的症状体征是诊断心力衰竭的重要依据。疲乏、无力等由于心输出量减少的症状无特异性，诊断价值不大，而左心衰竭的肺瘀血引起不同程度的呼吸困难，右心衰竭的体循环瘀血引起的颈静脉怒张、肝大、水肿等是诊断心力衰竭的重要依据。

（四）鉴别诊断

左心衰竭主要与肺部疾患所引起的呼吸困难和非心源性肺水肿相鉴别。

1. 支气管哮喘

多有慢性、阵发性和季节性发作的病史，可自行缓解，心脏无特殊异常体征，肺部以哮鸣音为主。而左心衰竭则有心血管疾病的病史和体征，肺部除有哮鸣音外，常以湿性啰音为主。

2. 渗出性心包炎

除有颈静脉怒张、肝大、水肿及腹腔积液外，尚有心尖冲动减弱或消失，心浊音界可随体位的变动而变化，心音轻而遥远，奇脉等。X 线、心电图、超声波检查有助于鉴别。

3. 肝硬化水肿

患者无心脏病既往史，检查时心脏不扩大，无心脏病理性杂音，肺部无湿性啰音，无颈静脉怒张，重者可见腹壁静脉怒张及蜘蛛痣，常有明显的脾肿大，外周水肿不如心脏病显著，肝功能多有明显改变。

（五）中医治疗

1. 辨证要点

（1）辨病证：心力衰竭因其发病的阶段与程度之不同，其临床表现也不尽相同。若以心中悸动不安为主者，则辨证属"心悸、怔忡"；若以呼吸困难、喘促不得平卧为主者，则辨证属"喘证"；若以下肢水肿、尿少为主者，则辨证属"水肿"。故其辨证当属"心悸""喘证""水肿"诸病证范畴，而侧重以"水肿"论治。

（2）辨虚实：本病病理过程较为复杂，因虚致实，正虚邪实互相影响，相兼为病，故多属本虚标实之证。本虚以气（阳）虚为主，标实为瘀血、水饮。因此，临证当分辨标本缓急，虚实轻重。一般初病或久病急性发作多以邪实为主；久病不愈，时轻时重，遇劳或感邪即发，则以正虚为主。

（3）辨阴阳：若病情进一步发展，出现反复水肿时，辨证当分阴水、阳水。凡水肿从眼睑而起，继而漫及面部、四肢及全身，兼有表、热、实证者，按阳水论治；水肿从下肢而起，渐及腹部，腰以下为甚，兼有里、虚、寒证者，则按阴水论治。

2. 治则

本病的治疗，应根据其气（阳）虚为本及其正虚邪实相兼为病的病机特点，以补益心气，温通心阳为基本治则，并须结合活血化瘀、化饮利水等法，正邪兼顾，标本同治。

3. 常见症候辨证论治

（1）心肺气虚。

[症候] 心悸怔忡，胸闷气短，咳嗽喘促，自汗，纳呆，神疲乏力，舌淡或青紫，苔薄白，脉弱无力或结代。

[病机] 久病体虚，损伤心肺，阳气不足，血运迟缓。

[治则] 益气养心。

[主方] 养心汤合补肺汤。

[方药分析与运用] 方中以人参、五味子、黄芪补心肺之气；熟地、当归、川芎养血活血；紫菀、桑白皮化痰清利肺气；肉桂、半夏温中健脾，助气血生化之源；茯苓、远志、酸枣仁、柏子仁、茯神养血安神。若心气虚甚者，以养心汤为主；肺气不足，咳嗽、喘促明显者以补肺汤为主；若胸闷痛甚者加丹参、赤芍药、郁金、降香等活血化瘀，汗出甚者加浮小麦、龙骨、牡蛎等养心敛汗。

（2）气虚血瘀。

[症候] 心悸怔忡，胸闷或痛，咳嗽气促，两颧暗红，口唇青紫，水肿尿少，舌质紫暗或有瘀斑，脉涩或结代。

[病机] 心气亏虚，气虚血瘀，水湿内停。

[治则] 益气活血佐以行水消肿。

[主方] 补阳还五汤合五苓散。

方药分析与运用：方中以生黄芪补脾胃之气，助心气以行血脉；当归、芍药养血活血；川芎、桃仁、红花活血祛瘀；地龙通经活络；猪苓、茯苓、泽泻淡渗利湿消肿；白术健脾运化水湿；桂枝温通助阳通利水湿。若气虚明显，短气乏力者加入参以补气；胸痛者加延胡索、郁金、田七以活血祛瘀止痛；水肿甚，尿量少者加车前子、五加皮以利水。

[证候] 心悸气短，形寒肢冷，面色苍白，神疲纳呆，尿少水肿，腰以下肿甚，舌淡，苔白，脉沉细或结代。

[病机] 心病及肾，心肾阳虚，水湿泛溢。

[治则] 温阳利水。

[主方] 真武汤合五苓散。

[方药分析与运用] 方中炮附子大辛大热，温肾助阳，化气行水；生姜既助附子之温阳祛寒，又伍猪苓、茯苓、泽泻温散利湿消肿；白术健脾以运化水湿；白芍药养阴利尿；桂枝助膀胱气化。若气虚甚者加入参、黄芪以补气；阴寒过盛加肉桂以温肾阳；水肿甚者加北五加皮以利水消肿。

（3）痰饮阻肺。

[证候] 心悸气短，咳嗽喘促，不能平卧，咯吐白痰或泡沫样痰，尿少水肿，腹胀纳呆，苔白腻，脉弦滑。

[病机] 阳虚不运，水饮内停，上凌心肺。

[治则] 泻肺逐饮。

[主方] 小青龙汤合葶苈大枣泻肺汤。

[方药分析与运用] 方中麻黄、桂枝走表以宣肺平喘；细辛、干姜温化痰饮；半夏止咳化痰；芍药、五味子、甘草调和诸药，以防温燥伤阴损及正气；葶苈子泻肺逐水，下气平喘；大枣健脾益气以助行水消肿。若兼有气虚者加入参、黄芪以补气；若形寒肢冷者，加附子以温阳散寒。

（4）阳气欲脱。

[证候] 心悸不宁，喘息气促，呼多吸少，不能平卧，面色晦暗，张口抬肩，大汗淋漓，烦躁不安，四肢厥冷，尿少水肿，舌质紫暗，苔少脉微欲绝。

[病机] 久病不愈，真阳衰败，阳气欲脱。

[治则] 益气回阳固脱。

[主方] 参附龙骨汤。

[方药分析与运用] 方中人参大补元气；炮附子、干姜回阳救逆；生龙骨、生牡蛎潜阳固脱。喘甚者加五味子、山萸肉、蛤蚧以纳气定喘；阴竭者加麦冬、五味子以敛阴固脱；水肿者加北五加皮利水消肿；昏迷不醒者加苏合香以芳香开窍。

二、缓慢性心律失常

缓慢性心律失常是指窦性缓慢性心律失常、房室交界性心率、心室自主心律、传导阻滞（包括窦房传导阻滞、心房内传导阻滞、房室传导阻滞）等以心率减慢为特征的疾病。临床常见的有窦性心动过缓、病态窦房结综合征、房室传导阻滞。窦性心动过缓指窦性心律慢于每分钟60次，24 h心跳总数小于86 400次。病态窦房结综合征是由于窦房结或其周围组织的器质性病变导致机能障碍，从而产生多种心律失常和多种症状的综合征，主要特点是心动过缓，当合并快速性室上性心律失常反复发作时称为心动过缓-心动过速综合征。房室传导阻滞是指心房向心室方向传导阻滞或心室向心房方向传导阻滞，按传导阻滞的不同分为Ⅰ、Ⅱ、Ⅲ度传导阻滞。

缓慢性心律失常属中医"心悸""眩晕""胸痹""厥证"等范畴。

（一）中医病因病机

本病与饮食失宜，七情内伤，劳倦内伤，久病失养，药物影响有关。

1. 饮食失宜

饮食不节，饥饱失常，或过食肥甘厚味，饮酒过度，均可损伤脾胃，致脾失健运，气血生化之源不足，心脉失养。脾气虚弱运化功能减弱，津液不布，水湿不化聚而为痰，痰浊上扰心神则心神不宁，痹阻胸阳则心悸、胸闷。

2. 七情内伤

忧郁思虑，暗耗心血；或气机郁结，脉络瘀滞，气血运行不畅，心失所养。

3. 劳倦内伤

劳伤心脾，心气受损而心悸；疲劳过度，伤及肾阳，温煦无力，心阳疲乏而致心悸。

4. 久病失养

久病体虚，或失血过多，或思虑过度，劳伤心脾，渐至气血亏虚，心失所养而心悸；大病久病之后，阳气虚衰，不能温养心肺，故心悸不安；久患者络，心脉瘀阻，心神失养。

5. 感受外邪

风寒湿邪搏于血脉，内犯于心，以致心脉痹阻，营血运行不畅，引起心悸怔忡；温病、疫证日久，邪毒灼伤营阴，心神失养，引起心悸。

本病病位在心，病机特点是本虚标实，本虚是气、血、阴、阳亏虚，以气阳不足为多，标实是痰浊、瘀血、气滞、水饮。

（二）相关检查

（1）心电图，24 h 动态心电图，运动平板心电图。

（2）心脏彩超，心内电生理，食道调搏等。

（3）T_3、T_4、TSH、电解质等。

（4）针对原发病的一些相关检查。

（三）诊断

各种缓慢性心律失常主要依据临床表现结合心电图诊断。

（四）鉴别诊断

1. 生理性窦性心动过缓

与病态窦房结综合征运动试验如心串达到 90 次 / 分以上者，表示窦房结功能正常。如达不到 90 次 / 分，可做阿托品试验，如阿托品试验仍达不到 90 次 / 分，则进一步做食道调搏试验，如窦房结恢复时间大于 2.0 秒或窦房结传导时间大于 120 毫秒者，则为病态窦房结综合征。

2. Ⅱ度房室传导阻滞与干扰性房室脱节

Ⅰ房室传导阻滞心室率较心房串慢，且 P 波的不能下传可发生于心动周期的任何部位，P 与 QRS 波群无固定关系；干扰性房室脱节心室率较心房率略快，同时 P 波出现在紧精 QRS 波群前后，房室脱节可出现心室夺获。

（五）中医治疗

1. 辨证论治

（1）心阳不足证。

［证候］心悸气短、动则加剧，或突然昏倒，汗出倦怠，面色苍白或形寒肢冷，舌淡苔白，脉虚弱或沉细而迟。

[治法] 温补心阳，通脉定悸。

[方药] 人参四逆汤合桂枝甘草龙骨牡蛎汤加减。有瘀血者加丹参、赤芍、红花活血化瘀；兼水肿者加泽泻、车前子、益母草活血利水；气虚者加黄芪益气健脾。

（2）心肾阳虚证。

[证候] 心悸气短，动则加剧，面色苍白，形寒肢冷，腰膝酸软，小便清长，下肢浮肿，舌质淡胖，脉沉迟。

[治法] 温补心肾，温阳利水。

[方药] 参附汤合真武汤加减。心血瘀阻者加丹参、红花、益母草活血化瘀；气虚者加黄芪、山药益气；阳虚为主，无水肿者，亦可合用右归丸温补肾阳。

（3）气阴两虚证。

[证候] 心悸气短，乏力，失眠多梦，自汗盗汗，五心烦热，舌质淡红少津，脉虚弱或结代。

[治法] 益气养阴，养心通脉。

[方药] 炙甘草汤加减。阴虚明显加天门冬、黄精养阴生津；兼有痰湿加瓜蒌、半夏、竹茹、胆南星化痰除湿。

（4）痰浊阻滞证。

[证候] 心悸气短，心胸痞闷胀满，痰多，食少腹胀，或有恶心，舌苔白腻或滑腻，脉弦滑。

[治法] 理气化痰、宁心通脉。

[方药] 涤痰汤加减。兼瘀血加丹参、红花、水蛭活血化瘀；痰浊化热者，改用黄连温胆汤清热化痰。

（5）心脉痹阻证。

[证候] 心悸，胸闷憋气，心痛时作，或形寒肢冷，舌质暗或瘀点，瘀斑，脉虚或结代。

[治法] 活血化瘀，理气通络。

[方药] 血府逐瘀汤加减。畏寒肢冷可加人参、附子、桂枝、甘草益气通阳；气滞明显加郁金、降香、枳实理气宽胸；胸痛明显加玄胡索、蒲黄、三七活血化瘀。

2. 常用中药制剂

（1）参附注射液。

功效：温阳益气。适用于阳气亏虚型心律失常者。每次 40 mL，每日 1 次静脉滴注。

（2）香丹注射液。

功效：活血化瘀。适用于气滞血瘀性心律失常。每次 30 mL，每日 1 次静脉点滴。

（3）心宝丸。

功效：温阳通脉。适用于各种缓慢性心律失常，心功能不全患者。每次 5 ~ 10 粒，每日 3 次。

（4）血府逐瘀口服液。

功效：活血化瘀。适用于心血瘀阻型心律失常者。每次 10 mL，每日 3 次。

3. 针灸治疗

（1）针灸：间使、神门、心俞、内关、足三里等穴，随症加减取穴。

（2）耳针：取内分泌、心、神门、胃、皮质下等六。

三、快速性心律失常

快速性心律失常包括过期前收缩，阵发性心动过速、扑动与颤动，预激综合征。

本病发作时患者突感心中急剧跳动，惶惶不安，脉来急数，属中医"心悸""胸痹"等范畴。

（一）中医病因病机

本病与感受外邪、情志失调，饮食不节、劳欲过度、久病失养、药物影响有关。

1. 感受外邪

感受外邪，内舍于心，邪阻于脉，心血运行受阻；或风寒湿热等外邪，内侵于心，耗伤心气或心阴，心神失养，引起心悸之证。温病、疫证日久，邪毒灼伤营阴，心神失养，或邪毒传心扰神，亦可引起心悸。

2. 情志失调

恼怒伤肝，肝气瘀滞，日久化火，气火扰心则心悸；气滞不解，久则血瘀，心脉瘀阻，亦可心悸；忧思伤脾，阴血亏耗，心失所养则心悸；大怒伤肝，大恐伤肾，怒则气逆，恐则精却，阴虚于下，火逆于上，亦可撼动心神而心悸。

3. 饮食不节

嗜食肥甘，饮酒过度，损伤脾胃，运化失司，湿聚成痰，日久痰浊阻滞心脉，或痰浊郁而化火，痰火上扰心神而发心悸；脾失健运，气血生化乏源，心失所养，而致心悸。

4. 劳欲过度

房劳过度，肾精亏耗，心失所养；劳伤心脾，心气受损，亦可诱发心悸。

5. 久病失养

水肿日久，水饮内停，继则水气凌心而心悸；咳喘日久，心肺气虚，诱发心悸；长期慢性失血致心血亏虚，心失所养而心悸。

本病病位在心，与肝胆、脾胃、肾、肺诸脏腑有关。病理性质主要有虚实两个方面。虚为气、血、阴、阳不足，使心失所养而心悸；实为气滞血瘀，痰浊水饮，痰火扰心所引起。

（二）相关检查

（1）心电图，24 h 动态心电图，运动平板心电图等。

（2）心脏彩超，心内电生理，食道调搏等。

（3）电解质，T_3，T_4，TSH。

（4）针对原发病的一些相关检查。

（三）诊断

各种快速性心律失常的诊断主要依据临床表现结合心电图诊断，各种心电图的特征如下。

1. 室上性心动过速

（1）心率快而规则，阵发性室上性心动过速心率多在 160 ～ 220 次 / 分，非阵发性室上性心动过速心率 70 ～ 130 次 / 分。

（2）P 波形态与窦性不同，出现在 QRS 波群之后则为房室交界性心动过速；当心率过快时，P 波往往与前面的 T 波重叠，无法辨认，故统称为室上性心动过速。

（3）QRS 波群形态通常为室上型，如伴有室内差异性传导、束支阻滞或预激症候群，则 QRS 波群可增宽、畸形。

（4）ST 段与 T 波可无变化，但在发作中 ST 段与 T 波可以倒置，主要是由于频率过快而引起的相对性心肌供血不足。

2. 过期前收缩动

（1）房性过期前收缩动。

1）提早出现的 F 波，形态与窦性 P 波不同。

2）PR 间期＞ 0.12 秒。

3）QRS 波形态通常正常，也可出现室内差异性传导而使 QRS 波增宽或未下传。

4）代偿间歇多不完全。

（2）室性过期前收缩动。

1）QRS 波群提早出现，畸形、宽大或有切迹，波群时间达 0.12 秒。

2）T 波亦异常宽大，其方向与 ORS 主波方向相反。

3）代偿间歇完全。

3. 房颤与房扑

（1）心房颤动。

1）P 波消失，代之以一系列大小不等、形态不同、间隔不等的房颤波（简称为 F 波）。频率为 350 ～ 600 次 / 分，以 Ⅱ、Ⅲ、aVF，尤其是 V_1、V_2 导联中较显著。

2）QRS 波、T 波形态与室上性相同，但伴有室内差异传导时，QRS 可增宽畸形。

3）大多数病例，房颤心室率快而不规则，多在每分钟 160 ～ 180 次，经洋地黄、β 受体阻滞剂治疗后的心室率可减慢。

4）当心室率极快时，QRS 与其前面的 T 波可以非常接近，以至无法清楚地见到颤动波，此时诊断主要根据心室率完全不规则及 QRS 与 T 波形状的变异。

（2）心房扑动。

1）P 波消失，代之以连续性锯齿样扑动波（或称 F 波）；各波大小、形态相同，频率规则，为 250 ～ 350 次 / 分；少数心房扑动波其大小、形态及间隔相互之间略有差异，称为"不纯性心房扑动"。

2）QRS 波群及 T 波均呈正常形态，但偶尔可因室内差异性传导、合并预激症候群，或伴束支传导阻滞，使其增宽并畸形。

3）未经治疗的心房扑动，常呈 2：1 房室传导，但也有 3：1 至 5：1 传导的。

4. 室性心动过速

（1）3 个或以上的室早出现 QRS 波群畸形，时间多达到或超过 0.12 秒，T 波方向与 QRS 主波方向相反。

（2）常没有 P 波，如有 P 波，则 P 波与 QRS 波群之间无固定关系，且 P 波频率比 QRS 波频率缓慢。

（3）室性心动过速频率大多数为每分钟 150 ～ 220 次，室律可略有不齐。

（4）偶可发生心室夺获或室性融合波。

（四）鉴别诊断

1. 室上性心动过速与窦性心动过速鉴别

室上性心动过速多在 160 次 / 分以上；而窦性心动过速较少超过 160 次 / 分。室上性心动过速多突然发作与终止，绝大多数心律规则；而窦性心动过速皆为逐渐起止，且在短期内频率常波动。用兴奋迷走神经的方法，室上速可突然终止或无影响；而窦性心动过速则逐渐减慢。

2.阵发性房性心动过速与阵发性房室交界性心动过速的鉴别

（1）房室交界性心动过速时P波在QRS波群之前，P-R间期大于0.12秒者为房性心动过速。若逆行P波出现在QRS波群之前，且P-R间期小于0.12秒者；或逆行P波出现在紧靠QRS波群为后者。

（2）根据心动过速发作停止后或发作之前的过期前收缩动的种类来鉴别，因为心动过速与过期前收缩动多为同一类型。

（3）对于那些心率极快而T波与P波重叠无法分辨者，只要QRS波群为室上性，统称为阵发性室上性心动过速。

3.阵发性室性心动过速与伴有室内差异传导的阵发性室上性心动过速鉴别

（1）阵发性室上性心动过速常见于无器质性心脏病的人，多有反复发作的既往史；而室性心动过速多见于严重器质性心脏病患者及洋地黄、奎尼丁中毒等。

（2）阵发性室上性心动过速时心律整齐；而室性心动过速时心律可有轻度不齐。

（3）阵发性室上性心动过速伴有室内差异性传导，其QRS波群多呈右束支传导阻滞图形；如QRS波群呈左束支传导阻滞图形或V₁的QRS波群呈QR、RS型或JR型者则多为阵发性室性心动过速。

（4）如偶尔发生心室夺获或心室融合波，则利于阵发性室性心动过速的诊断。

4.心房颤动时，室性期前收缩与室内差异性传导的鉴别

（1）室内差异性传导的QRS波群多呈右束支传导阻滞形态。

（2）凡前一个R-R间隔增长或后一个R-R间隔缩短至一定程度，出现QRS波群畸形者，多为室内差异传导；而室性期前收缩的后面可有一较长间歇。

（3）既往心电图发现以前窦性心律时的室性期前收缩和现在的畸形QRS波群形态相似，则当前的QRS波群也可能是室性期前收缩。

（4）心室率较慢的心房颤动中，若出现提前过早的畸形QRS波群，多为室性期前收缩。

（5）若畸形的ORS波群与前面基本心律的QRS波群皆保持相等的间搞时，则室性期前收缩的可能性大；若畸形QRS波群本身的R-R间隔相等或呈倍数关系，提示为室性并行心律。

（五）中医治疗

1.辨证论治

（1）心神不宁证。

［证候］心悸心慌，善惊易恐，坐卧不安，失眠多梦，舌苔薄白，脉象虚数或结代。

［治法］镇惊定志，养心安神。

［方药］安神定志丸加减。可加酸枣仁、合欢皮养心安神；心气虚加炙甘草、党参益气养心。

（2）气血不足证。

［证候］心律短气、活动尤甚，眩晕乏力，面色无华，舌质淡、苔薄白、脉细弱。

［治法］补血养心，益气安神。

［方药］归脾汤加减。气虚血少，血不养心，宜用炙甘草汤益气养血，滋阴复脉；心悸甚

可加生龙骨、生牡蛎安神定悸。

（3）阴虚火旺证。

［证候］ 心悸不宁，心烦少寐，头晕目眩，手足心热，耳鸣腰酸，舌质红，苔少，脉细数。

［治法］ 滋阴清火，养心安神。

［方药］ 天王补心丹加减。如虚烦咽燥，口干口苦等热象较显著，用朱砂安神丸养阴清热；心悸不安者，加生龙骨、生牡蛎、珍珠母以镇心安神；心火旺甚，心烦易怒，口苦，口舌生疮者，加连翘、莲子心、山栀子以清泻心火；兼五心烦热，梦遗腰酸者，可合用知柏地黄丸养阴生津。

（4）气阴两虚证。

［证候］ 心悸短气，头晕乏力，胸痛胸闷，少气懒言，五心烦热，失眠多梦，舌质红，少苔，脉虚数。

［治法］ 益气养阴，养心安神。

［方药］ 生脉散加减。心阴亏虚，心烦失眠，加生地黄、连翘、莲子心清心除烦；兼肾阳不足，腰膝酸软，耳鸣目眩者，加首乌、枸杞子、龟板滋肾养阴；兼心脉瘀阻加丹参、三七活血化瘀。

（5）痰火扰心证。

［证候］ 心悸时发时止，胸闷烦躁，失眠多梦，口干口苦，大便秘结，小便黄赤，舌苔黄腻，脉象弦滑。

［治法］ 清热化痰，宁心安神。

［方药］ 黄连温胆汤加减。热象明显，加黄芩、山栀清心泻火；大便秘结，加全瓜蒌、大黄化痰通腑；惊悸不安者加珍珠母、生龙齿、生牡蛎镇心安神；火郁伤阴加生地黄、麦冬、玉竹养阴清热。

（6）心脉瘀阻证。

［证候］ 心悸不安，胸闷不舒，心痛时作，或见唇甲青紫或有瘀斑，脉涩或结代。

［治法］ 活血化瘀，理气通络。

［方药］ 桃仁红花煎加减。畏寒，四肢不温，加桂枝、檀香、降香通阳理气；胸满闷痛，苔浊腻，加瓜蒌、薤白、半夏宽胸化痰；胸痛较甚加乳香、没药、五灵脂活血止痛。

（7）心阳不振证。

［证候］ 心悸不安，胸闷气短，面色苍白，形寒肢冷，舌质淡白，脉象虚弱或细数。

［治法］ 温补心阳，安神定悸。

［方药］ 参附汤合桂枝甘草龙骨牡蛎汤加减。形寒肢冷，下肢水肿合用真武汤温阳利水；头晕目眩，恶心呕吐，加茯苓、半夏、陈皮健脾化痰；兼有伤阴者，加麦冬、玉竹、五味子养阴生津。

2. 常用中药制剂

（1）参松养心胶囊。

功效：益气养阴，活血通络。适用于气阴两虚，心络瘀阻引起的冠心病室性期前收缩。每次 2～4 粒，每日 3 次。

（2）天王补心丹。

功效：养阴清热。适用于阴虚火旺型心律失常，每次 3 g，每日 3 次。

（3）生脉注射液。

功效：益气养阴。适用于气阴两虚患者。每次 40 mL，静脉点滴，每日 1 次。

（4）复方丹参滴丸。

功效：活血化瘀，理气止痛。适用于气滞血瘀型心悸。口服或舌下含服，每次 10 粒，每日 3 次。

3. 针灸治疗

（1）针刺：神门、心俞、巨阙、足三里、内关等穴，随症加减。

（2）耳针：取心、交感、神门、皮质下、小肠等穴。

四、高血压病

高血压病属中医"眩晕""头痛"等范畴。

（一）病因病机

中医认为发生本病的主要原因有情志失调、饮食不节、劳欲过度及内伤虚损等因素有关。

1. 情志失调

由于狂喜、暴怒、忧郁、惊恐等情志刺激过度，或持续时间过长，情志不畅，使肝气不舒，久郁化热，耗伤肝阴，肝阳上亢而为病。

2. 饮食失调

平素恣食肥甘厚味或辛辣之品，或过度饮酒，以致损伤脾胃，脾失健运，湿浊内生，化痰化火，痰浊上扰，阻塞脉络而发为本病。

3. 劳欲虚损

劳欲过度，耗伤肾阴；或年老肾亏，阴精不足，水不涵木，阴虚阳亢，内风窜动，上扰清空，乃发本病。

总之，原发性高血压是由情志内伤、饮食失节、劳倦虚损等因素导致人体脏腑功能阴阳失调，气血逆乱，风火内生，痰瘀交阻，而致正常生理功能遭到破坏。女性原发性高血压还与冲任二脉有关。冲脉主血海，任脉主一身之阴，倘若冲任失调，亦可导致阴虚阳亢或阴阳两虚之病理现象。其病变部位主要在肝肾，并与心脾有关。本病早期以实证为多，中期则虚实并见，晚期以虚证为主。若病情严重，肝阳亢逆，化为肝风，挟痰挟火，上蒙清窍，横窜经络，可发为中风。

（二）相关检查

1. 尿常规

早期正常，随着病程延长可见少量蛋白、红细胞、透明管型等，提示有肾功能损害。

2. 肾功能

早期肾功能指标可无异常，肾实质损害逐渐加重可见血肌酐、尿素氮和尿酸升高，内生肌酐清除率降低，浓缩及稀释功能减退。

3. 血脂

血清总胆固醇、三酰甘油及低密度脂蛋白增高，高密度脂蛋白降低。

4. 血糖、葡萄糖耐量试验及血浆胰岛素测定

部分患者有空腹血糖升高、餐后 2 h 血糖及血胰岛素增高。

5. 眼底检查

根据 KeUh-Wagener 眼底分级法，大多数患者仅为Ⅰ、Ⅱ级变化，3 级高血压患者可有Ⅲ级眼底变化。

6. 胸廓 X 线检查

可见主动脉弓迂曲延长，升、降部可扩张，左心室肥大。左心衰竭时有肺淤血。

7. 心电、超声心动图心电图

见左室肥大并劳损图形，超声心动图可见主动脉内径增大、左室肥大，亦可反映心功能异常。

8. 动态血压监测（ABPM）

可客观地反映 24 h 内实际血压水平，测量各时间段血压的平均值。ABPM 可以诊断"白大衣性高血压"；判断高血压的严重程度，了解其血压变异度和血压昼夜节律，严重高血压患者的昼夜节律可消失；指导和评价降压治疗；诊断发作性高血压或低血压。

（三）诊断

高血压诊断主要根据诊所测量的血压值，采用经核准的水银柱或电子血压计，测量安静休息座位时上臂肱动脉部位血压。一般来说，左、右上臂的血压相差 < 1.33 ～ 2.66 kPa（10 ～ 20 mmHg），右侧 > 左侧。如果左、右上臂血压相差较大，要考虑一侧锁骨下动脉及远端有阻塞性病变，例如大动脉炎、粥样斑块。必要时，如疑似直立性低血压的患者还应测量平卧位和站立位（1 秒和 5 秒后）血压。是否血压升高，不能仅凭 1 次或 2 次血压测量值来确定，需要一段时间的随访，观察血压变化和总体水平。

（四）鉴别诊断

1. 肾脏疾病

（1）肾实质疾病。

1）急性肾小球肾炎：多见于青少年，病前常有呼吸道感染或皮肤等链球菌感染史，有发热、血尿、少尿、水肿等症状。水肿以颜面部为主，尿检可见大量蛋白、红细胞和管型。

2）慢性肾小球肾炎：常有急性肾炎和（或）反复水肿史，多伴有不同程度的贫血，血浆蛋白低，有氮质血症，蛋白尿出现早而持久。

（2）肾血管疾病：肾血管性高血压是单侧或双侧肾动脉主干或分支狭窄引起的高血压。常见病因有多发性大动脉炎，肾动脉纤维肌性发育不良和动脉粥样硬化，前两者主要见于青少年，后者见于老年人。肾血管性高血压的发生是由于肾血管狭窄，导致肾脏缺血，激活 RAAS。早期解除狭窄，可使血压恢复正常；后期解除狭窄，因为已经有高血压维持机制参与或肾功能减退，血压也不能恢复正常。

2. 内分泌疾病

（1）原发性醛固酮增多症：本症是肾上腺皮质增生或肿瘤分泌过多醛固酮所致。临床上以长期高血压伴低血钾为特征，少数患者血钾正常。由于电解质代谢障碍，本症可有肌无力、周期性瘫痪、烦渴、多尿等症状。血压大多为轻、中度升高，约 1/3 表现为顽固性高血压。实验

室检查有低血钾、高血钠、代谢性碱中毒、血浆肾素活性降低、尿醛固酮增多。血浆醛固酮血浆肾素活性比值增大有较高诊断敏感性和特异性。超声、放射性核素、CT、MRI 可确立病变性质和部位。选择性双侧肾上腺静脉血激素测定，对诊断确有困难的患者，有较高的诊断价值。

如果本症是肾上腺皮质腺瘤或癌肿所致，手术切除是最好的治疗方法。如果是肾上腺皮质增生，也可作肾上腺大部切除术，但效果相对较差，一般仍需使用降压药物治疗，选择醛固酮拮抗药螺内酯和长效钙拮抗药。

（2）嗜铬细胞瘤：嗜铬细胞瘤起源于肾上腺髓质、交感神经节和体内其他部位嗜铬组织，肿瘤间歇或持续释放过多肾上腺素、去甲肾上腺素与多巴胺。临床表现变化多端，典型的发作表现为阵发性血压升高伴心动过速、头痛、出汗、面色苍白。在发作期间可测定血或尿儿茶酚胺或其代谢产物 3- 甲氧基 4- 羟基苦杏仁酸（VMA），如有显著增高，提示嗜铬细胞瘤。超声、放射性核素、CT 或磁共振可作定位诊断。

嗜铬细胞瘤大多为良性，约 10% 嗜铬细胞瘤为恶性，手术切除效果好。手术前或恶性病变已有多处转移无法手术者，选择 α 和 β 受体阻滞药联合降压治疗。

（3）皮质醇增多症：皮质醇增多症又称库欣综合征，主要是由于促肾上腺皮质激素（ACTH）分泌过多导致肾上腺皮质增生或者肾上腺皮质腺瘤，引起糖皮质激素过多所致。80% 患者有高血压，同时有向心性肥胖、满月脸、水牛背、皮肤紫纹、毛发增多、血糖增高等表现。24 h 尿中 17- 氢和 17- 酮类固醇增多，地塞米松抑制试验和肾上腺皮质激素兴奋试验有助于诊断。颅内蝶鞍 X 线检查，肾上腺 CT，放射性核素肾上腺扫描可确定病变部位。治疗主要采用手术、放射和药物方法根治病变本身，降压治疗可采用利尿剂或与其他降压药物联合应用。

3. 主动脉缩窄

主动脉缩窄多数为先天性，少数是多发性大动脉炎所致。临床表现为上臂血压增高，而下肢血压不高或降低。在肩胛间区、胸骨旁、腋部有侧支循环的动脉搏动和杂音，腹部听诊有血管杂音。胸部 X 线检查可见肋骨受侧支动脉侵蚀引起的切迹。主动脉造影可确定诊断。治疗主要采用介入扩张支架植入或血管手术方法。

4. 妊娠高血压综合征

本病指孕前无高血压，而于妊娠后期，分娩期或产后 48 h 内出现高血压；或孕前已有原发性高血压而妊娠后血压增高明显，临床表现水肿严重，常超过膝以上，有抽搐或昏迷。尿中蛋白明显。

（五）中医治疗

1. 中医辨证

本病初起一般无特异性症状，但常以眩晕或头痛为其主要临床表现，二者亦可同时出现，且多伴有耳鸣、眼花、健忘、失眠等症状，中医辨证可从以下几个方面分析。

（1）辨证要点。

1）辨病证：首先应根据患者症状表现，确定其属于何种病证，若以头晕眼花或眼前发黑、自觉自身或外界景物旋转为主要表现者，则辨证属于眩晕；若以头部疼痛经常发作为主要表现者，则辨证属于头痛；若头痛、眩晕症状兼而有之，则视其何者偏重加以确定。

2）辨虚实：一般起病较急，病程较短，症状持续不已，病情较重，脉弦滑有力者，多属实证；起病较缓，病程较长，症状时作时止，时轻时重，脉细弱无力者，多属虚证或虚中夹实、虚实错杂证。

（2）症候类型。

1）肝阳上亢。

[证候] 眩晕，耳鸣，头目胀痛，面红目赤，烦躁易怒，口苦口干，大便干结，小便短赤，舌红苔薄黄，脉弦数有力。以头晕胀痛，面红目赤，烦躁易怒，舌红苔黄，脉弦数为其特征。

[证候病机] 素体阳盛，或情志不调，内伤肝气，肝郁化火，肝阳上亢。

2）肝肾阴虚。

[证候] 头痛头胀，眩晕耳鸣，腰膝酸软，心烦易怒，失眠多梦，神疲健忘，或五心烦热，颧红盗汗，舌红少苔，脉细数。以眩晕耳鸣，腰膝酸软，心烦失眠，舌红少苔，脉细数为其特征。

[证候病机] 肝肾阴虚，阴不敛阳，阴损于下，阳亢于上。

3）阴阳两虚。

[证候] 头晕目眩，心悸耳鸣，失眠多梦，动则气促，腰膝酸软，阳痿遗精，形寒怯冷，夜尿频多，四肢不温，舌质淡红或淡胖，脉弦细无力或沉细无力。以眩晕耳鸣，心悸气促，形寒怯冷，夜尿频多，舌淡，脉细无力为其特征。

[证候病机] 久病不愈，阴损及阳，阴阳两虚，阴虚阳浮。

4）气滞血瘀。

[证候] 头晕头痛，痛有定处，胸部闷胀，心悸怔忡，两胁胀痛，四肢发麻，舌质紫暗，或有瘀点瘀斑，脉弦涩。以头晕头痛，胸闷胁胀，舌质紫暗，脉涩为其特征。

[证候病机] 久患者，瘀血内停，脉络阻滞，清阳不升。

5）痰浊中阻。

[证候] 头晕目眩，头重如裹，胸闷不舒，脘痞纳呆，恶心呕吐，苔腻脉滑。以眩晕伴头重胸闷，脘痞呕恶，苔腻脉滑为其特征。

[证候病机] 脾失健运，痰湿内生，痰浊中阻，蒙蔽清阳。

6）冲任失调。

[证候] 女性月经来潮或更年期前后，出现头痛，头晕，心烦失眠，两胁胀痛，周身不适和血压波动，舌质红苔薄白，脉弦细数。以眩晕伴头痛心烦，周身不适，舌红，脉弦细为其特征。

[证候病机] 肝肾亏损，冲任失调，虚热内扰。

2. 辨证分型

（1）肝阳上亢。

[治则] 平肝潜阳，滋养肝肾。

[方药] 天麻钩藤饮（天麻、钩藤、石决明、山栀、黄芩、益母草、牛膝、杜仲、桑寄生、茯神、夜交藤）。

[加减] 头晕胀痛明显，加夏枯草或羚羊角；大便干结，加大黄、玄参；口苦口干加生石膏、知母；心烦易怒，夜寐不安加黄连、莲子心。

（2）肝肾阴虚。

［治则］ 滋补肝肾。

［方药］ 杞菊地黄丸（六味地黄丸、枸杞子、菊花）。

［加减］ 若头晕胀痛明显者加天麻、钩藤、石决明以平肝潜阳；阴虚便秘加胡麻仁、柏子仁润肠通便；心悸失眠加酸枣仁、浮小麦养心安神。

（3）阴阳两虚。

［治则］ 育阴助阳。

［方药］ 金匮肾气丸（干地黄、怀山药、山萸肉、泽泻、茯苓、牡丹皮、桂枝、附子）。

［加减］ 若阴虚阳浮，眩晕较甚者，加龟板、石决明、龙骨、牡蛎；畏寒肢冷者加巴戟天；手、足心热，口干咽燥者加石斛；气短者加党参、黄芪；失眠心悸者加酸枣仁、柏子仁、夜交藤。

（4）气滞血瘀。

［治则］ 活血化瘀、理气止痛。

［方药］ 血府逐瘀汤（桃仁、红花、川芎、赤芍药、牛膝、生地、桔梗、枳壳、柴胡、甘草）。

［加减］ 若兼短气、乏力、自汗者加黄芪；畏寒肢冷者加附子、桂枝以温经活血；若下肢水肿、小便短少者加加泽兰、车前子、益母草。

（5）痰浊中阻。

［治则］ 化痰祛湿。

［方药］ 半夏白术天麻汤（半夏、天麻、白术、茯苓、橘红、姜枣、甘草）。

［加减］ 痰黄稠者为痰郁化热，可用黄连温胆汤加减，药用黄连、陈皮、半夏、竹茹、茯苓、枳壳、钩藤、生甘草等清热化痰、平肝息风。

（6）冲任失调。

［治则］ 冲任失调。

［方药］ 二仙汤（仙茅、仙灵脾、当归、巴戟、知母、黄檗）。

［加减］ 伴心悸者加酸枣仁；烦躁易怒者加柴胡、香附；头晕胀痛者加夏枯草；失眠者加合欢皮、远志。

3. 中成药治疗

（1）脑立清丸：每次 10 粒，每日 2 次。

（2）牛黄降压丸：每次 30 粒，每日 2 次。

（3）天麻钩藤冲剂：每次 1～2 袋，每日 3 次。

（4）诺迪康胶囊：每次 2 粒，每日 3 次。

（5）养血清脑颗粒：每次 1 袋，每日 3 次。

4. 古今效验方治疗

（1）疏肝调血汤。

组方：柴胡、香附、郁金、苏梗、川芎、当归、白芍药各 10 g，薄荷 6 g。

服法：水煎服。

功效：瘀血型的高血压。

（2）滋肾凉肝汤。

组方：生地、旱莲草、女贞子、枸杞子各 15 g，玄参、桑叶、菊花、泽泻各 10 g，石决明 30 g。

服法：水煎服。

功效：阴虚火旺的高血压。

（3）培土益肝汤。

组方：太子参、茯苓、白术、山药、陈皮、木瓜、乌梅、白芍药各 10 g。

服法：水煎服。

功效：肝旺脾虚高血压。

5. 针灸治疗

（1）体针：主穴足三里、曲池、太冲等，备穴为三阴交、内关等。平补平泻，每日 1 次，10 次为 1 疗程。

（2）耳穴：取肾上腺、耳尖、交感、肾门等。

五、心绞痛

本病与中医学"胸痹""心痛"相类似，可归属于"卒心痛""厥心痛"等范畴。

（一）病因病机

本病的发生多与寒邪内侵，情志失调，饮食不当，以及年老体虚与中年劳倦过度等因素有关。其病位在心。涉及肝、脾、肾等脏。

1. 寒邪内侵

素体阳虚，胸阳不振，阴寒之邪乘虚侵袭，寒凝气滞，血行不畅，不通则痛，发为本病。

2. 饮食不当

恣食肥甘厚味，或饮酒过度，损伤脾胃，运化失健，聚湿生痰，上犯心胸清阳，胸阳不振，气机不畅，心脉痹阻，发为本病。

3. 情志失调

思虑劳心，忧思伤脾，脾虚气结，运化失司，聚湿生痰，痰气互结，气血不畅，心脉痹阻，发为胸痹心痛。或郁怒伤肝，肝失疏泄，肝郁气滞，气郁化火，气滞血瘀，痰浊痹阻心脉，而发本病。

4. 年老体虚

年过半百，肾气渐衰。肾阳不足，则无能鼓动五脏之阳，导致心气不足，心阳不振，血脉运行不畅，而发心痛。肾阴亏虚则不能滋养五脏之阴，肾水不能上济于心，则阴伤气耗；或心火偏旺，灼津成痰，痰浊痹阻心脉，亦可发本病。

（二）相关检查

1. 心电图

是发现心肌缺血、诊断心绞痛最常用的检查方法。

（1）心绞痛：发作时心电图对明确心绞痛诊断有较大帮助。大多数患者可出现典型的缺血性改变，即以 R 波为主的导联中，出现 ST 段压低 0.1 mV（1 mm）以上，有时出现 T 波倒置，发作缓解后恢复。平时有 T 波持续倒置的患者，发作时可变为直立，即所谓"假性正常化"。

变异型心绞痛发作时可见相关导联 ST 段抬高，缓解后恢复。

（2）静息心电图：约半数心绞痛患者在正常范围，部分患者可有 ST 段下移及 T 波倒置，极少数可有陈旧性心肌梗死的改变，也可出现各种心律失常。

（3）心电图运动负荷试验：无发作时心电图和静息心电图无改变的患者可考虑做心电图运动负荷试验以激发心肌缺血性改变。通常使用分级踏板或蹬车运动。心电图改变主要以 ST 段水平型或下斜型压低 ≥ 0.1 mV（J 点后 60 ~ 80 ms）持续 2 分钟作为阳性标准。心肌梗死急性期，有不稳定型心绞痛，明显心力衰竭，严重心律失常或急性疾病者禁做运动试验。

（4）心电图连续监测：连续记录 24 h 心电图（动态心电图），可从中发现心电图 ST-T 改变和各种心律失常，出现时间可与患者的症状和活动状态相对照。心电图中显示缺血性 ST-T 改变而当时并无心绞痛者称为无痛性心肌缺血。

2. 放射性核素检查

（1）放射性核素：心肌显像心肌摄取的量在一定条件下与冠状动脉血流成正比，静脉注射核素后，进行心肌显像，可见到可逆性的灌注缺损，提示相关心肌缺血，而心肌梗死则表现为缺损持续存在。运动负荷或者药物负荷试验（常用双嘧达莫、腺苷或多巴酚丁胺）有助于检出静息时无缺血表现的患者。

（2）放射性核素心腔造影：使心腔内血池显影，可测定左心室射血分数及显示室壁局部运动障碍。

（3）正电子发射断层心肌显像（PET）：利用发射正电子的核素示踪剂如 ^{18}F、^{11}C、^{13}N 等进行心肌显像，具有更高的分辨率和探测效率，可准确定量评估心肌活力。

3. 冠状动脉造影

对冠心病具有确诊价值。可使左、右冠状动脉及其主要分支清楚地显影，可发现狭窄性病变的部位并估计其程度。一般认为，管腔直径狭窄 70% ~ 75% 以上会严重影响血供，50% ~ 70% 者也具有一定意义。

冠状动脉造影的主要指征为：①可疑心绞痛而无创检查不能确诊者。②积极药物治疗时心绞痛仍较重，为明确动脉病变情况以考虑介入性治疗或旁路移植手术者。③中危、高危组的不稳定型心绞痛患者。冠状动脉造影未见异常而疑有冠状动脉痉挛的患者，可谨慎地进行麦角新碱试验。

4. 超声

超声心动图可探测到缺血区心室壁的运动异常，冠状动脉内超声显像可显示血管壁的粥样硬化病变。

（三）诊断

1. 诊断要点

根据典型的发作特点和体征，结合存在的冠心病危险因素，排除其他原因所致的心绞痛，一般即可确立诊断。发作时典型的心电图改变有助于诊断。发作不典型者，诊断要依靠观察硝酸甘油的疗效和发作时心电图的改变；如仍不能确诊，可多次复查心电图，或做心电图负荷试验以及动态心电图连续监测，如心电图出现阳性变化或负荷试验诱发心绞痛时亦可确诊。诊断有困难者可行放射性核素检查和选择性冠状动脉造影。

2. 分型

（1）稳定型心绞痛即稳定型劳力型心绞痛。心绞痛由体力活动、情绪激动或其他足以增加心肌耗氧量的情况所诱发，休息或舌下含服硝酸甘油可迅速缓解。心绞痛发作的性质在 1～3 个月内无改变，即疼痛发作频率大致相同，疼痛的部位、性质、诱因的程度、持续时间、缓解方式无明显改变。

（2）不稳定型心绞痛主要包含以下亚型。

1）初发劳力型心绞痛病程在 2 个月内新发生的心绞痛（从无心绞痛或有心绞痛病史但在近半年内未发作过）。

2）恶化劳力型心绞痛病情突然加重，表现为胸痛发作次数增加，持续时间延长，诱发心绞痛的活动阈值明显减低，按加拿大心脏病学会劳力型心绞痛分级加重 I 级以上并至少达到 II 级，硝酸甘油缓解症状的作用减弱，病程在 2 个月之内。

3）静息心绞痛发生在休息或安静状态，发作持续时间相对较长，含服硝酸甘油效果欠佳，病程在 1 个月内。

4）梗死后心绞痛指急性心肌梗死发病 24 h 后至 1 个月内发生的心绞痛。

5）变异型心绞痛休息或一般活动时发生的心绞痛，发作时心电图显示 ST 段暂时性抬高。

目前倾向于把稳定型劳力型心绞痛以外的缺血性胸痛统称为不稳定型心绞痛，包括冠状动脉成形术后心绞痛、冠状动脉旁路术后心绞痛等新近提出的心绞痛类型。

3. 心绞痛严重程度的分级

劳力型心绞痛根据加拿大心血管病学会分类分为 4 级。I 级：一般体力活动（如步行和登楼）不受限，仅在强、快或长时间劳力时发生心绞痛。II 级：一般体力活动轻度受限。快步、饭后、寒冷或刮风中、精神应激或醒后数小时内步行或登楼（步行两个街区以上、登楼一层以上）和爬山，均引起心绞痛。III 级：一般体力活动明显受限，步行 1～2 个街区，登楼一层引起心绞痛。IV 级：一切体力活动都引起不适，静息时可发生心绞痛。

不稳定型心绞痛可分为低危组、中危组和高危组。低危组指新发的或是原有劳力型心绞痛恶化加重，发作时 ST 段下移在 0.1 mV，持续时间＜20 分钟，心肌钙蛋白正常；中危组就诊前一个月内发作 1 次或数次（但 48 h 内未发），静息心绞痛及梗死后心绞痛，发作时 ST 段下移＞0.1 mV，持续时间＜20 分钟，心肌钙蛋白正常或轻度升高；高危组就诊前 48 h 内反复发作，静息心绞痛 ST 段下移＞0.1 mV，持续时间＞20 分钟，心肌钙蛋升高。

（四）鉴别诊断

1. 心脏神经官能症

本病患者常诉胸痛，但为短暂（几秒钟）的刺痛或较持久（几小时）的隐痛，患者常喜欢不时地深吸一大口气或作叹息性呼吸。胸痛部位多在左胸乳房下心尖部附近，或经常变动。症状多在疲劳之后出现，而不在疲劳的当时，作轻度活动反觉舒适，有时可耐受较重的体力活动而不发生胸痛或胸闷。含用硝酸甘油无效或在 10 多分钟后才"见效"，常伴有心悸、疲乏及其他神经衰竭的症状。

2. 急性心肌梗死

本病疼痛部位与心绞痛相仿，但性质更剧烈，持续时间可达数小时，常伴有休克、心律失常及心力衰竭，并有发热，含用硝酸甘油多不能使之缓解。心电图中面向梗死部位的导联 ST 段抬高，并有异常 Q 波。实验室检查示白细胞计数及血清学检查示肌酸磷酸激酶、门冬氨酸转氨酶、乳酸脱氢酶、肌红蛋白、肌凝蛋白轻链等增高，红细胞沉降率增快。

3. X 综合征

本病为小冠状动脉舒缩功能障碍所致，以反复发作劳累性心绞痛为主要表现，疼痛亦可在休息时发生。发作时或负荷后心电图可示心肌缺血、核素心肌灌注可示缺损、超声心动图可示节段性室壁运动异常。但本病多见于女性，冠心病的易患因素不明显，疼痛症状不甚典型，冠状动脉造影阴性，左心室无肥厚表现，麦角新碱试验阴性，治疗反应不稳定而预后良好，则与冠心病心绞痛不同。

4. 其他疾病引起的心绞痛

包括严重的主动脉瓣狭窄或关闭不全、风湿热或其他原因引起的冠状动脉炎、梅毒性主动脉炎引起冠状动脉口狭窄或闭塞、肥厚型心肌病、先天性冠状动脉畸形等均引起心绞痛，要根据其他临床表现来进行鉴别。

5. 肋间神经痛

本病疼痛常累及 1～2 个肋间，但并不一定局限在前胸，为刺痛或灼痛，多为持续性而非发作性，咳嗽、用力呼吸和身体转动可使疼痛加剧，沿神经行径处有压痛，手臂上举活动时局部有牵拉疼痛，故与心绞痛不同。

此外，不典型的心绞痛还需与食管病变、膈疝、溃疡病、肠道疾病、颈椎病等所引起的胸、腹疼痛相鉴别。

（五）辨证施治

本病的病理变化主要表现为本虚标实，虚实并见。其本虚标实，气血阴阳不足，心脉失于充养；其标实为寒凝、痰浊、气滞、血瘀。而实邪之来源多因脏腑亏损或功能失调；在疾病的发展演变过程中，阴寒、痰浊多因虚而聚，且互相影响，交互为患。临床上或偏于标实，或偏于本虚，或虚实并存，所以应审证求因。

1. 分型证治

（1）阴寒凝滞证：胸痛彻背，感寒痛甚，胸闷气短，心悸，重则喘息，不能平卧，面色苍白，四肢厥冷，舌苔白，脉沉细。

［治则］祛寒活血，宣痹通阳。

［方药］当归四逆汤加减：桂枝 10 g，细辛 5 g，当归 12 g，白芍 12 g，大枣 10 g，通草 5 g，甘草 5 g。

［加减］若阴寒甚而心背彻痛，形寒肢冷，加乌头 10 g（先煎），或用乌头赤石丸加减；寒凝血脉，面青唇紫者，加延胡索 10 g，红花 15 g。

（2）痰浊闭阻证：胸闷如室而痛，或痛引肩背，气短喘促，形体肥胖，肢体沉重，痰多，阴天易发作或加重，苔浊腻或白滑，脉滑。

［治则］通阳泄浊，豁痰开结。

［方药］瓜蒌薤白半夏汤加味：全瓜蒌 20 g，薤白 12 g，半夏 12 g，陈皮 10 g，枳实 12 g，厚朴 12 g，茯苓 15 g。

[加减] 若偏寒重，可选加桂枝 10 g，干姜 3 g，细辛 6 g，以温阳化饮，散寒止痛；若痰从热化，胸闷烦热，泛恶欲呕，苔黄腻，脉滑数，加黄连 10 g；痰多咳嗽加炒杏仁 10 g，前胡 10 g；胸痛较重，舌青紫，可选加延胡索 10 g，郁金 15 g，红花 15 g，桃仁 12 g，以活血通络止痛。

（3）心血瘀阻证：胸部刺痛、绞痛，固定不移，入夜更甚，时或心悸不宁，舌质紫暗，脉沉弦。

[治则] 活血化瘀，通脉止痛。

[方药] 血府逐瘀汤加减：桃仁 12 g，红花 15 g，赤芍 15 g，当归 10 g，川芎 15 g，生地 12 g，牛膝 15 g，枳壳 10 g，桔梗 5 g，柴胡 5 g，甘草 3 g。

[加减] 瘀血较重，疼痛较剧者，可加炒五灵脂 12 g，炒蒲黄 10 g，三七粉 10 g（冲服）；遇寒易发，脉沉迟者，加桂枝 10 g，细辛 3 g；遇劳即发，气短乏力者，加黄芪 30 g，党参 30 g。

（4）心气不足证：胸闷胸痛，时作时止，心悸气短，倦怠乏力，面色不华，自汗懒言。舌质淡红，舌体胖且边有齿痕，苔薄白，脉虚细缓或结代。

[治则] 补养心气，鼓动心脉。

[方药] 保元汤加减：党参 30 g，黄芪 30 g，肉桂 6 g，炙甘草 6 g。

[加减] 气虚甚者，用人参 10 g、党参 20 g 等；食欲不振，大便稀溏者，加白术 10 g，生山楂 15 g，以健脾益气，另可选加当归 10 g，川芎 15 g，延胡索 12 g，郁金 15 g，以养血活血止痛。

（5）心肾阴虚证：胸闷且痛，心悸盗汗，心烦不寐，腰酸膝软，耳鸣头昏，舌红或有紫斑，脉细数。

[方药] 左归饮加减：熟地 15 g，山药 12 g，枸杞 15 g，茯苓 12 g，山茱萸 12 g，炙甘草 3 g。若见心悸、盗汗、心烦不寐等心阴虚明显者，加麦冬 15 g，柏子仁 15 g，酸枣仁 15 g，五味子 6 g；胸闷且痛者，加当归 10 g，郁金 15 g，川芎 15 g，丹参 15 g，以活血化瘀；头晕、目眩、面部潮热、肢麻，加制首乌 30 g，女贞子 30 g，生石决明 30 g，生牡蛎 30 g。

（6）气阴两虚证：胸闷隐痛，时作时止，心悸气短，倦怠乏力，面色无华，头晕目眩，遇劳则甚，舌偏红，脉细弱，或结代。

[治则] 益气养阴，活血通络。

[方药] 生脉散合人参养荣汤加减：黄芪 15 g，党参 15 g，白芍 15 g，白术 12 g，茯苓 12 g，熟地 12 g，麦冬 15 g，当归 10 g，炙远志 10 g，陈皮 10 g，五味子 6 g，甘草 6 g。

[加减] 若阴虚甚者，可选加玉竹 15 g，制首乌 15 g；气虚甚者，症见自汗、纳呆、便溏、神疲者，去麦冬、当归、熟地，加山药 15 g，炒扁豆 12 g，木香 6 g；心胸痛甚，舌质紫暗者，可选加丹参 15 g，赤芍 15 g，郁金 15 g，红花 15 g，三七粉 10 g（冲服）。

（7）阳气虚衰证：胸闷气短，甚则胸痛彻背，心悸汗出，畏寒肢冷，腰酸乏力，或有水肿，唇甲淡白或青紫，舌淡胖有齿痕或紫暗，苔薄白，脉沉迟或沉细无力。

[治则] 温阳益气，活血通络。

[方药] 参附汤合桂枝甘草汤：制附子 10 g（先煎），干姜 5 g，炙甘草 6 g，人参 10 g

（或党参 30 g），桂枝 10 g，细辛 3 g。

［加减］　若血瘀较重，舌质紫暗有瘀点或瘀斑者，加川芎 15 g，当归 10 g，赤芍 20 g；若阳虚痰重，苔白腻，加白术 12 g，茯苓 20 g。

（8）阴阳两虚证：胸闷胸痛，心悸气短，倦怠乏力，自汗盗汗，腰膝酸软，头晕耳鸣，畏寒怕热，烦躁失眠，面部烘热，肢体水肿，舌红苔白，脉沉细无力。

［治法］　滋阴助阳，活血通络。

［方药］　二仙汤加减：仙灵脾 15 g，仙茅 10 g，知母 10 g，黄檗 10 g，当归 10 g，巴戟天 10 g，黄芪 30 g，泽泻 20 g，葛根 30 g，炒枣仁 30 g，川芎 15 g，甘草 6 g。

［加减］　若阴虚较重，畏寒较轻或无畏寒者，去仙茅、巴戟天，加枸杞子 12 g，女贞子 12 g；水肿较甚者，加车前子 30 g；自汗盗汗甚者，加五味子 6 g，浮小麦 30 g；若心悸甚，脉结代者，可用炙甘草汤加减。

2. 其他疗法

（1）成药验方。

1）速效救心丸，每日 3 次；每次 4～6 粒含服，急性发作时每次 10～15 粒。用于缓解心绞痛。

2）麝香保心丸，每日 3 次，每次 1～2 粒含服，急性发作时每次 2～6 粒。治疗寒凝气滞证。

3）心可舒片，每日 3 次，每次 3 片。用于缓解心绞痛。

4）葛根素注射液 400～600 mg 加生脉注射液 60～100 mL，加入液体中稀释后静脉滴注，每日 1 次。适用于心气虚的心痛。

5）参附注射液 40～60 mL 加生脉注射液 60～100 mL，加入液体中稀释后静脉滴注，每日 1 次。适用于寒邪凝滞，心阳虚的心痛。

（2）针灸疗法。

1）华佗夹脊穴，采用太乙针灸。

2）取内关、心俞、膈俞、膻中、乳根穴，毫针刺法，留针震动，30～60 分钟出针，每日 1 次。

第四节　内分泌、代谢疾病

一、甲状腺功能亢进症

本病与中医学的"瘿气"相似，可归属于"瘿病""心悸""瘿瘤"等范畴。

（一）病因病机

瘿气的发生，主要与情志失调及体质因素有关。由于素体阴虚等因素，加之忧思恼怒，精神创伤等，引起肝郁气滞，疏泄失常，气滞痰凝，壅于颈前，气郁化火，耗气伤阴所致。

1. 情志失调

由于长期忧思恼怒，致使肝郁气滞，疏泄失常，则津液失于输布而凝聚成痰，气滞痰凝，壅于颈前而形成瘿气，其消长常与情志变化有关。正如《诸病源候论·瘿候》中所说："瘿者，由忧恚气结所生。"《济生方·瘿瘤论治》中云："夫瘿瘤者，多由喜怒不节，忧思过度而成斯疾焉。"

2. 体质因素

妇女由于经、带、胎、产、乳等生理特点与肝经气血密切相关，如遇有情志不畅等因素，常可致气滞痰结，肝郁化火，故女性易患本病。素体阴虚者，在痰气瘀滞时，则易于化火，火旺更伤阴，常使疾病缠绵难愈。

由此可见，瘿气形成的内因是体质因素，情志失调则是瘿气发病的主要诱因。基本病机为气滞痰凝，气郁化火，耗气伤阴。病位主要在颈前，而与肝、肾、心、胃等脏腑关系密切。本病初起多属实，以气滞痰凝，肝火旺盛为主；病久阴损气耗，多以虚为主，表现为气阴两虚之证。本病日久，可致气血运行不畅，血脉瘀滞。

（二）相关检查

1. 血清甲状腺激素的测定

（1）血清总甲状腺素（TT_4）：是判定甲状腺功能最基本的筛选指标。成人正常值：放射免疫法（RIA）：65～156 nmol/L（5～12 mg/dl），免疫化学发光法（ICMA）：58.1～154.8 nmol/L（4.5～11.9 mg/dl）。其结果受甲状腺激素结合球蛋白（TOG）的量和蛋白与激素结合力的影响，在 TBG 浓度和结合力正常的情况下，TT_4 增高，提示患有甲亢。

（2）血清总三碘甲状腺原氨酸（TT_3）：是诊断甲亢较敏感的指标，并且是诊断 T_3 型甲亢的特异性指标。成人正常值：RIA 法：1.8～2.9 nmol/L（115～190 ng/dl）；ICMA 法：0.7～2.1 nmol/L（44.5～136.l ng/dl）。其结果也受 TBG 的影响，甲亢时 TT_3 增高，且增高的幅度常大于 TT_4。

（3）血清游离甲状腺素（FT_4）和游离三碘甲状腺原氨酸（fT_3）：FT_4、FT_3 是血循环中甲状腺激素的活性成分，其测定结果不受 TBG 的影响，能直接且准确地反映甲状腺功能状态，敏感性和特异性明显优于 TT_4、TT_3。

成人正常值：

RIA 法：RR_4 为 9～25 pmol/L（0.7～1.9 ng/dl），FT_3 为 3～9 pmol/L（0.19～0.58 ng/dl）；

ICMA 法：FT_4 为 9～23.9 pmol/L（0.7～1.8 ng/dl），FT_3 为 2.1～5.4 pmol/L（0.14～0.35 ng/dl）。

2. 血清 TSH 测定

甲亢时 TSH 较 T_3、T_4 灵敏度高，是反映甲状腺功能最有价值的指标。RIA 法灵敏度有限，目前国内多采用高灵敏的 ICMA 法。

成人正常值：

RIA 法：0.8～4.5 mU/L；

ICMA 法：0.3～4.8 mU/L。

TSH 测定对亚临床型甲亢和亚临床型甲减的诊断及治疗监测均有重要意义。

3. 甲状腺摄 ^{131}I 率测定

正常值：3 h 为 5%～25%，24 h 为 20%～45%，高峰在 24 h 出现。甲亢时甲状腺摄率增高，3 h 大于 25%，24 h 大于 45%，且高峰前移。此项检查诊断符合率高，但受含碘食物及多种药物等因素的影响。孕妇及哺乳期妇女禁用。

4. T_3 抑制试验

当测甲状腺 ^{131}I 摄取率增高，但仍不能诊断为甲亢或单纯甲状腺肿时，可做此试验。方法为先测 1 次 ^{131}I 摄取率后，口服 T_3 每次 20 mL，每 8 h 1 次，共服 6 天，第 7 天作第二次 ^{131}I 摄取率测定，对比前后结果，正常人和单纯性甲状腺肿患者的 ^{131}I 摄取率经外源性 T_3 抑制后应当下降 50% 以上，甲亢患者则不能被抑制。但此法对老年人及有心脏病的患者不宜采用，以免诱发心律失常或心绞痛等。

5. 促甲状腺激素释放激素（TRH）兴奋试验

甲亢时由于血清 T_3、T_4 水平升高，可通过负反馈作用，在垂体前叶阻断 TRH 对 TSH 分泌的刺激作用。静脉注射 TRH 后，若无反应，TSH 不增高则支持甲亢诊断。如有兴奋反应，TSH 升高者可排除本病。其意义类似 T_3 抑制试验，但此方法简便、省时，且无服用 T_3 后引起的副作用，也适用于老年人或合并心脏病患者。

6. 甲状腺抗体检查

未经治疗的 GD 患者血 TSAb 阳性检出率可达 80% ～ 100%，有早期诊断意义，对随访疗效，判断能否停药及治疗后复发的可能性等有一定的指导意义。GD 患者甲状腺球蛋白抗体（TgAb）、甲状腺过氧化酶抗体（TPOAb）等测定均可呈阳性，但滴度不如桥本氏甲状腺炎高，如长期持续阳性且滴度较高提示有进展为自身免疫性甲减的可能。

7. 影像学检查

超声、CT、放射性核素检查有一定的诊断价值。

（三）诊断

1. 诊断要点

典型病例诊断不困难。有诊断意义的临床表现为怕热、多汗、易激动、易饥多食、消瘦、手颤、腹泻、心动过速及眼征、甲状腺肿大等。在甲状腺部位听到血管杂音和触到震颤，则更具有诊断意义。对一些轻症或临床表现不典型的病例，常需借助实验室检查，才能明确诊断。在确诊甲亢的基础上，排除其他原因所致的甲亢，结合患者眼征、弥漫性甲状腺肿、TSAb 阳性，即可诊断为 GD。

2. 特殊类型

（1）甲状腺危象（thyroid crisis）：是甲状腺毒症急性加重的一个综合征，发生原因可能与循环内 FT_3 水平增高、心脏和神经系统的儿茶酚胺激素受体数目增加、敏感性增强有关。临床表现为原有的甲亢症状加重，包括高热（39℃以上）、心动过速（140 ～ 240 次 / 分）、心房颤动或心房扑动、烦躁不安、呼吸急促、大汗淋漓、厌食、恶心呕吐、腹泻等，严重者出现虚脱、休克、嗜睡、谵妄、昏迷，部分患者有心力衰竭、肺水肿，偶有黄疸。主要诱因包括感染、手术、放射碘治疗、创伤、严重的药物反应、心肌梗死等。

（2）甲状腺功能亢进性心脏病 主要表现为心房颤动和心力衰竭。多发生在老年患者，部分老年患者以心房颤动为本病突发临床表现，而其他甲亢症状并不典型。长期患严重甲亢的青年患者也可以发生。

（3）淡漠型甲状腺功能亢进症：多见于老年患者。起病隐匿，高代谢综合征、眼征和甲状腺肿均不明显。主要表现为明显消瘦、心悸、乏力、头晕、昏厥、神经质或神志淡漠、腹泻、厌食。可伴有心房颤动、震颤和肌病等体征，70% 患者无甲状腺肿大。临床上易被误诊，故老年人不明原因的突然消瘦、新发生心房颤动时应考虑本病。

（4）三碘甲状腺原氨酸（T_3）型和甲状腺素（T_4）型甲状腺毒症：仅有血清 T_3 增高的甲状腺毒症称为 T_3 型甲状腺毒症，仅占甲亢病例的 5%。实验室检查发现血清 TT_3、FT_3 水平增高，但是 TT_4 和 FT_4 的水平正常，TSH 水平减低，^{131}I 摄取率增加，在碘缺乏地区和老年人群中常见。仅有血清 T_4 增高的甲状腺毒症称为 T_4 型甲状腺毒症，主要发生在碘致甲亢和伴全身性严重疾病的甲亢患者中。

（5）亚临床甲状腺功能亢进症：在排除其他能够抑制 TSH 水平的疾病前提下，依赖实验室检查结果才能诊断，表现为血清 T_3、T_4 正常，TSH 减低。

（6）妊娠期甲状腺功能亢进症：妊娠期由于 TBG 增高导致 TT_4、TT_3 增高，故妊娠期甲亢的诊断必须依赖 FT_4、FT_3、TSH 测定。

妊娠期甲亢包括：

1）一过性妊娠呕吐甲状腺功能亢进症：绒毛膜促性腺激素（HCG）与 TSH 有相似或相同的结构，过量或变异的 HCG 刺激 TSH 受体，可致妊娠期甲状腺功能亢进症。

2）新生儿甲状腺功能亢进症：母体的 TRAb 可以透过胎盘刺激胎儿的甲状腺引起新生儿甲亢。

3）产后 GD：产后免疫抑制解除，易产生产后 GD。

4）产后甲状腺炎：甲状腺滤泡炎性破坏，TH 漏出，早期可有甲亢表现。

（四）鉴别诊断

1. 单纯性甲状腺肿

除甲状腺肿大外，无甲亢的症状和体征，虽然测甲状腺摄 ^{131}I 率有时可增高，但高峰不前移，且 T_3 抑制试验可被抑制。兴奋试验正常，血清 T_3、T_4 水平正常。

2. 神经官能症

神经官能症的患者由于自主神经调节紊乱，也可出现心悸、气短、易激动、手颤、乏力、多汗等症状，与甲亢患者临床表现相似，但无突眼，甲状腺不肿大，血清 T_3、T_4 水平及甲状腺摄 ^{131}I 率等检查结果正常。

3. 其他

部分不典型患者，常以心脏症状为主，如期前收缩、心房纤颤或充血性心力衰竭等，易被误诊为心脏疾病；以低热、多汗为主要表现者，需与结核病鉴别；老年甲亢的临床表现多不典型，常有淡漠、厌食等症，且消瘦明显，应与癌症相鉴别；甲亢伴有肌病时，应与家族性周期性瘫痪和重症肌无力鉴别。

（五）中医治疗

1. 辨证论治

（1）气滞痰凝证。

[证候] 颈前肿胀，烦躁易怒，胸闷，两胁胀满，善太息，失眠，月经不调，腹胀便溏，

舌质淡红，舌苔白腻，脉弦或弦滑。

〔治法〕 疏肝理气，化痰散结。

〔方药〕 逍遥散合二陈汤加减。若颈前肿胀明显，胸闷、胁痛甚者，加川楝子、枳壳、牡蛎、全瓜蒌理气化痰，软坚散结；月经不调者，加香附、郁金、益母草疏肝理气，活血调经；恶心欲呕者，加竹茹、生姜和胃降逆止呕；腹胀便溏者，加陈皮、砂仁、薏苡仁、茯苓健脾除湿。

（2）肝火旺盛证。

〔证候〕 颈前肿胀，眼突，烦躁易怒，易饥多食，手指颤抖，恶热多汗，面红烘热，心悸失眠，头晕目眩，口苦咽干，大便秘结，月经不调，舌质红，舌苔黄，脉弦数。

〔治法〕 清肝泻火，消瘿散结。

〔方药〕 龙胆泻肝汤加减。若易饥多食者，加石膏、知母、玉竹清胃泻火生津；烦躁易怒、头晕目眩、面红烘热者，加夏枯草、白蒺藜、菊花清肝泻火；手指颤抖者，加钩藤、石决明、珍珠母镇肝息风。

（3）阴虚火旺证。

〔证候〕 颈前肿大，眼突，心悸汗多，手颤，易饥多食，消瘦，口干咽燥，五心烦热，急躁易怒，失眠多梦，月经不调，舌质红，舌苔少，脉细数。

〔治法〕 滋阴降火，消瘿散结。

〔方药〕 天王补心丹加减。若阴虚明显，口干咽燥者，加枸杞子、何首乌、龟板滋阴润燥；眼突、手颤者，加白芍、钩藤、白蒺藜滋阴潜阳；烦热汗多者，加丹皮、浮小麦、五味子滋阴清热敛汗；月经不调者，加玄参、阿胶、益母草养血调经。

（4）气阴两虚证。

〔证候〕 颈前肿大，眼突，心悸失眠，手颤，消瘦，神疲乏力，气短汗多，口干咽燥，手足心热，食欲缺乏，大便溏薄，舌质红或淡红，舌苔少，脉细或细数无力。

〔治法〕 益气养阴，消瘿散结。

〔方药〕 生脉散加味。若气短乏力明显，汗多者，加黄芪、党参、白术、浮小麦益气固表敛汗；阴虚明显，口干咽燥，手足心热者，加玄参、女贞子、龟板、地骨皮滋阴清热；病久夹瘀者，加丹参、桃仁、红花、三七等化瘀散结。

2. 常用中药制剂

（1）甲亢灵片。

功效：平肝潜阳，软坚散结。

用法：每次 7 片，每日 3 次。

（2）抑亢丸。

功效：育阴潜阳，豁痰散结，降逆和中。

用法：每次 1 丸，每日 2 次。

3. 针灸治疗

（1）针刺疗法：局部取气瘿穴（相当于水突穴的位置，视甲状腺肿大程度，定位略有出入），肢体穴取内关、间使、足三里、二阴交、太冲、太溪、照海、复溜等，随症加减。

颈部气瘿穴采用斜刺街法，肢体部穴位采用捻转提插补泻法，得气后留针 30 分钟，每日或隔日 1 次。

（2）电针疗法：用电脉冲理疗仪治疗本病。主穴：将高频的两端置于肿大的甲状腺外侧，强刺激；辅穴：两组低频输出线，一组置于两侧太阳穴，弱刺激；一组置于双手内关和神门穴，中等刺激。每次 30～40 分钟，每日 1 次。

（3）灸法：取风门、风府、大杼、大椎、风池等穴为主，并根据病情辨证施治选用配穴，主穴与配穴结合分为 2 组，每日 1 组，交替使用，分别采用麦粒着肤灸（每穴 7 壮），火针（小号平头火针，点灸穴位 1～2 次），艾条直接灸（每穴 5～7 壮）。

二、甲状腺功能减退症

本病在中医无专有病名，根据临床表现，一般归属于"虚劳"范畴，但根据其并发症的不同，又可归属于"水肿""五迟"等范畴。

（一）病因病机

1. 肾虚

肾为先天之本，甲减有始于胎儿期者，与肾虚关系密切。其临床症候为神疲乏力、畏寒怯冷等，乃是一派虚寒之象，属元气匮乏，气血不足。

2. 脾虚

脾为后天之本。脾虚摄食量少，饮食不周，后天给养来源匮乏，有损于机体功能发挥。脾主肌肉、四肢，司统血之职，甲减患者肌无力者占 61%，并伴有感觉障碍、手足麻木、肌肉痛、僵硬或痉挛，此为"脾主肌肉"的功能减退。同时，甲减妇女常有月经紊乱，严重时引起持续大量失血，系脾不统血之征象。

3. 心阳虚

甲减患者心动过缓，脉沉迟缓，此乃心阳不振之临床表现，乃因"肾命不能蒸运，心阳鼓动无能"所致。

4. 痰浊

甲减患者在病情严重时可出现黏液性水肿，是为痰浊之病理，此痰浊仍源于脾肾阳虚不能运化水湿，聚而成痰。

（二）相关检查

1. 一般检查

由于骨髓造血功能减退，可有中、轻度贫血。由于月经量多和胃酸缺乏，铁吸收障碍，可有小细胞性贫血。也可因胃酸缺乏及内因子缺乏，维生素 B_{12} 和叶酸吸收障碍而致大细胞性贫血。血糖可以偏低。血胆固醇、三酰甘油和载脂蛋白常增高。

2. 甲状腺功能检查

T_3、T_4 降低是甲减的突出表现，T_4 降低先于 T_3 降低。促甲状腺素升高是原发性甲减最早期表现，如促甲状腺素升高而 T_3、T_4 正常，可诊为亚临床甲减。如促甲状腺素降低，T_3、T_4 也低，可能是下丘脑性甲减或垂体性甲减。促甲状腺素释放激素兴奋试验阳性时则肯定是下丘脑性甲减。T_3、T_4 正常而有明显的甲减症状，则可能是甲状腺激素抵抗。

3. 其他检查

血清抗甲状腺微粒体抗体、抗甲状腺球蛋白抗体升高，表明甲状腺有自身免疫反应。颅脑 CT、磁共振检查有助于发现下丘脑、垂体病变。甲状腺摄 ^{131}I 率表现低平。

（三）诊断

（1）甲减的症状和体征。

（2）血清 TSH 增高，FT_4 减低，原发性甲减即可以成立。进一步寻找甲减的病因。如果 TPOAb 阳性，可考虑甲减的病因为自身免疫甲状腺炎。

（3）血清 TSH 减低或者正常，TT_4、FT_4 减低，考虑中枢性甲减。可通过 TRH 兴奋试验证实。进一步寻找垂体和下丘脑的病变。

（四）鉴别诊断

（1）贫血应与其他原因的贫血鉴别。

（2）蝶鞍增大应与垂体瘤鉴别。原发性甲减时 TRH 分泌增加可以导致高 PRL 血症、溢乳及蝶鞍增大，酷似垂体催乳素瘤，可行 MRI 鉴别。

（3）心包积液需与其他原因的心包积液鉴别。

（4）水肿主要与特发性水肿鉴别。

（5）低 T_3 综合征也称为甲状腺功能正常的病态综合征（ESS），指非甲状腺疾病原因引起的血中 T_3 降低的综合征。严重的全身性疾病、创面和心理疾病等都可导致血甲状腺激素水平的改变，它反映了机体内分泌系统对疾病的适应性反应。主要表现在血清 TT_3、FT_3 水平减低，血清 rT_3 增高，血清 T_4、TSH 水平正常。疾病的严重程度一般与 T_3 降低的程度相关，疾病危重时也可出现 T_4 水平降低。ESS 的发生是由于：① 5 脱碘酶的活性被抑制，在外周组织中 T_4 向 T_3 转换减少，所以 T_3 水平降低；② T_4 的内环脱碘酶被激活，T_4 转换为 rT_3 增加，故血清 rT_3 增高。

（五）中医治疗

甲状腺功能减退症临床表现繁杂，轻症患者临床表现不明显，重症者又常有并发症，给辨证增加困难；大致可分为以下几型论治。

1. 肾阳虚

［证候］畏寒，面色惨白， 腰膝酸冷，小便清长或遗尿，浮肿（腰以下为甚），阳痿滑精，女子带下清冷、宫寒不孕，舌淡苔白，尺脉沉细或沉迟。

［治则］温肾助阳。

［方药］济生肾气丸。

［加减］鹿角胶、熟地、山药、附子、肉桂、山茱萸、泽泻、茯苓、车前子、枸杞子、牛膝、狗脊等。

［方解］附子、肉桂温肾助阳；熟地滋阴补肾；山药、山茱萸补肝脾，益精血；泽泻、茯苓利水渗湿。小便清长量多，去泽泻、车前子，加菟丝子、补骨脂以温固下元；若症见面部浮肿为主，表情淡漠，形寒肢冷，动作迟缓，方用右归丸加减；腰膝酸软，阳痿遗精，带下清冷者，可加补骨脂、巴戟天、淫羊藿以壮阳等。

2. 脾肾阳虚

[证候] 形寒肢冷，面色惨白，消瘦神疲，少腹冷痛，腰酸膝冷，小便频数、余沥不尽，或小便不利，面浮肢肿，甚或阳痿，或妇女宫寒不孕、带下清稀，舌质淡胖、边有齿痕，脉沉迟而弱。

[治则] 温肾健脾，补益气血。

[方药] 理中汤合肾气丸。

[加减] 人参、干姜、白术、附子、甘草、山药、肉桂、砂仁、苍术、益智仁、菟丝子、地黄、山茱萸、当归。

[方解] 人参、白术、甘草健脾益气；附子、干姜、肉桂温肾通阳；地黄、山药、山茱萸补肾滋阴；茯苓、车前子利水渗湿消肿。形寒肢冷，面色惨白，腰酸膝冷较甚者，可加巴戟天、桑寄生、杜仲以温肾助阳；小便不利，面浮肢肿者，可加桂枝、泽泻以助膀胱气化行水。

3. 心肾阳虚

[证候] 形寒肢冷，心悸怔忡，尿少身肿，唇甲青紫，舌质淡暗，苔白滑，脉微沉。

[治则] 温补心肾，利水消肿。

[方药] 真武汤合保元汤。

[加减] 肉桂、黄芪、人参、炙甘草、干姜、附子、薤白、桂枝、仙灵脾。

[方解] 人参大补元气；附子温补真阳；肉桂振奋心阳；炙甘草益气复脉；薤白、桂枝通阳散寒。若肾阳虚衰，不能制水，水饮上凌心肺，症见水肿、喘促、心悸，用真武汤加黄芪、汉防己、猪苓、车前子温肾阳而化水饮；若阳虚欲脱厥逆者，用四逆加人参汤，温阳益气，回阳救逆。

4. 阳虚湿盛

[证候] 除具有脾肾阳虚之证候外，又见周身浮肿，以双下肢为甚，小便量少，胸腹满闷、周身沉重、酸软乏力，舌体胖大而淡，苔白腻，脉沉迟无力。

[治则] 温阳益气，化气行水。

[方药] 真武汤、五苓散。

[加减] 黄芪、白术、茯苓、猪苓、泽泻、干姜、仙灵脾、炙甘草。

[方解] 干姜、仙灵脾温肾助阳；黄芪、白术、炙甘草益气健脾；茯苓、猪苓、泽泻利水渗湿。小便不利，全身肿甚，气喘烦闷，可加葶苈子、川椒目、泽兰以逐瘀泻肺；如腰膝酸软，神疲乏力，可合用济生肾气丸以温补脾肾，利水肿。

5. 气血两虚

[证候] 神疲乏力，少气懒言，反应迟钝，面色萎黄，纳呆，便溏，手足欠温，月经量少或闭经，舌淡，苔薄，脉细弱。

[治则] 益气养血。

[方药] 十全大补汤。

[加减] 党参、白术、茯苓、甘草、熟地、白芍、当归、川芎、黄芪、肉桂、丹参、砂仁、山药。

[方解] 人参、熟地、黄芪益气养血；白术、茯苓健脾益气渗湿；当归、白芍和血养血；

川芎活血行气，使地、归、芍补而不滞。若以血虚为主，眩晕心悸明显者，可加大熟地、白芍用量；以气虚为主，气短乏力明显者，可加大人参、白术用量；兼见不寐者，可加酸枣仁、五味子。

6. 水邪凌心

［证候］　除阳虚证候外，伴胸闷憋气、心悸怔忡、咳嗽气喘，动则加重；双下肢肿甚，小便短少；舌淡，苔白，脉沉、迟、细弱。

［治则］　健脾温肾，补益心阳，化气行水。

［方药］　真武汤与生脉散。

［加减］　黄芪、人参、白术、桂枝、茯苓、干姜、茯苓皮、红花、熟附子、炙甘草。

［方解］　人参、黄芪大补元气；白术、茯苓健脾渗湿；当归、白芍养血和营；桂枝、炙甘草通阳化气。兼有气滞血瘀者，可加川芎、郁金以行气活血；小便短少、下肢肿甚者，可加泽泻、车前子利水消肿；若肿势严重，兼见喘促不得平卧者，可加葶苈子、桑白皮泻肺利水。

7. 痰血瘀阻

［证候］　除具有阳虚证候外，兼见皮肤粗糙，肢体麻木，女子闭经，舌质紫暗或有瘀斑，脉沉、迟、涩。

［治则］　温阳益气，活血化瘀，化痰行水。

［方药］　肾气丸合血府逐瘀汤。

［加减］　熟地、车前子、肉桂、附片、益母草、川芎、赤芍、泽兰等。

［方解］　肉桂、附片温阳益气；川芎、赤芍、益母草活血祛瘀；车前子、泽兰化痰行水。兼有痰多胸痞者，可加半夏、陈皮化痰和中；兼有胸中痹阻，胁下有痞块者，可加丹参、郁金以活血破瘀；血瘀经闭、痛经者，可加香附，助益母草、泽兰活血调经止痛。

第二章　中医护理

第一节　概述

中医学是祖国的传统医学，有着数千年的悠久历史。中医护理是中医学的重要组成部分，是以中医理论为指导，以独特的中医护理技术，结合预防养生、保健康复等医疗活动，对患者进行生理－心理－社会的、全面的、多元化的护理，以保障人民健康的一门应用学科。

一、中医护理发展简史

中医护理的发展有着悠久的历史，它的形成、发展始终与中医学的发展密切相关。数千年来，在历代医家的共同努力下，中医护理的内容不断完善，逐渐发展成为一门独立的学科。

（一）中医护理的起源

中医学有着数千年的历史和灿烂辉煌的学术成就，至公元前 16 世纪，一直居于世界医学的先进行列。在远古时代，我们的祖先为了生存，在同大自然界做斗争的过程中，逐步积累了原始的医药卫生知识。人们用兽皮、树叶御寒；炎热的夏季居住在洞穴以避酷热；用火"炮生为熟"，加工食物，减少胃肠道疾病的发生；在与疾病做斗争的过程中，发现石尖刺激身体某一部位可以止痛，在砭石的基础上，逐渐发展了骨针、竹针等；对跌打损伤的部位进行抚摸揉按，可起到消肿散瘀、止痛的作用，这是最早的按摩术。《淮南子·修务训》记载：神农……尝百草之滋味，水泉之甘苦，令民所知避就……一日而遇七十毒。由此，远古人类对医疗、药物的认识逐渐积累起来。当人们在生活实践中有目的地实施这些方法治疗疾病、护理患者时，中医护理的萌芽阶段便开始了。

（二）中医护理的形成与发展

1.夏商至春秋战国时期

随着社会的进步，人们预防疾病、保持健康的水平有了较大提高，商代已经开始使用金属的刀、针以及酒剂治疗疾病，甲骨文中已有疾、医、龋、浴等医用文字记载；至周代，宫廷医学已出现了"食医""疾医""疡医""兽医"等医学分科，在卫生保健方面，《周礼》有头有疮则沐、身有疡则浴的规定，《诗经》有"洒扫庭内"的记载，均已达到现代护理学水平。

春秋战国时期，是中医学理论体系形成的奠基时期，也是中医护理的初步形成阶段。中医学典籍《黄帝内经》是我国现存最早的一部医学经典著作，它系统地阐述了人体的结构，生理，病理，疾病的诊断、治疗与预防，养生等问题，奠定了中医护理的理论基础。在生活起居护理方面，《素问·脏气法时论》强调患者要寒温适宜，不要过热、过冷。在饮食护理方面，《灵枢·五味》指出：肝病禁辛，心病禁咸，脾病禁酸，肾病禁甘，肺病禁苦。又如《素问·腹中论》在论述消渴的同时，指出消渴的饮食与用药禁忌等，对饮食护理有了较为详细的论述。在情志护理方面，《黄帝内经》提出了以情制情的护理方法，即"悲胜怒""恐胜喜""怒胜思""喜胜悲""思胜恐"等。此外，如针灸、导引、热熨等操作技术在《黄帝内经》中有较详细的论述。扁鹊在救治虢国太子尸厥病时，采用了针刺、热敷等中医治疗护理技术。

2. 汉晋至隋唐时期

东汉末年，张仲景的《伤寒杂病论》奠定了中医辨证论治的理论体系，开创了临床辨证施护的先河。该书对煎药方法、服药的注意事项以及观察服药后的反应、处理方法、饮食禁忌等都有具体的论述。如服桂枝汤方后，注明要啜热稀粥一升余，以助药力，温覆令一时许，遍身荥荥微似有汗者益佳，不可令如水流滴，禁生冷、黏滑、肉面、五辛、酒酪、臭恶等物。在急救护理方面，书中记载了人工呼吸、胸外心脏按压、救猝死、救自缢死、救溺死等急救护理的具体措施。此外，张仲景首创药物灌肠法，如蜜煎导方及猪胆汁灌肠法、熏洗法、含咽法、烟熏法、点烙法、坐浴法等。在饮食护理方面，提出四时食忌、五脏病食忌、妊娠食忌等。

后汉杰出医学家华佗首创麻沸散，施行剖腹、正骨等外科手术；并在古代气功导引的基础上，模仿虎、鹿、猿、熊、鸟等五种动物的活动姿态，创立了五禽戏，使人体头、身、腰、四肢都得到活动，将体育与医疗护理结合起来，开创了我国体育保健的先河。

晋代葛洪《肘后备急方》，首创了口对口吹气法抢救猝死患者的复苏术。提出了水肿患者的饮食调护方法：勿食盐，当食小豆饭，饮小豆汁，鲤鱼佳也。记载了烧灼止血法、针刺、艾灸及热熨法等护理操作方法。尤其是葛洪倡导的间接灸法，促进了后世灸法技术的发展。王叔和编纂的《脉经》是我国第一部脉学专著，书中把脉象归纳为24种，改进了"寸口"诊脉法，为中医护理观察病情提供了可靠依据。

隋代巢元方《诸病源候论》在外科肠吻合术后的饮食护理与术后护理中指出：当作研米粥饮之，二十余日，稍作强糜食之，百日后，乃可进饭耳。饱食者，令人肠痛决漏。并重视妇女妊娠期间的饮食起居护理与精神调护，提出了"饮食精熟，无食腥辛，和心静息，无使气极"等。

唐代孙思邈《备急千金要方》详细论述了中医护理原则以及各科疾病的护理内容。在"大医习业"与"大医精诚"篇中对医护人员的职业道德提出了严格的要求。《备急千金要方》中创立了许多护理保健的方法，如漱津、啄齿、摩眼、挽发、放腰及食后以手摩腹等。孙思邈重视妇产科疾病的护理，在妇女妊娠养胎，孕妇心理、分娩及产后的护理、用药护理等方面都提出了具体要求及详细的论述。此外，孙思邈首创葱管导尿术，并对热熨、疮疡切口换药、引流等进行了论述。

3. 宋金元时期

在宋代，由于活版印刷术的出现，大批医学书籍得以刊印和流传，为医学普及、流派兴起创造了条件。宋金元时期的学术争鸣，促进了医学的发展，丰富了中医护理的内容。宋代外科专著《卫济宝书》中提出对所制作的刀、钩等外科手术器械要用桑白皮、紫藤香煮一周时，以紫藤香末藏之。王唯一的《铜人腧穴针灸图经》以及铸造的两具针灸铜人，开创了经穴模型直观教学之先河。金元时期，以李东垣为代表的"补土派"重视对脾胃的调养和护理；以朱丹溪为代表的"滋阴派"重视老年人的保健护理及疾病的饮食调护；以张从正为代表的"攻下派"重视情志护理，采用以形逗乐解妇愁，并在《儒门事亲》中记载了使用坐浴疗法治疗脱肛的护理操作方法。

陈自明的《妇人大全良方》，列有胎杀避忌产前将护法、妊娠随月数服药及将息法、产后将护法、产后调理法等专篇，极大地丰富了中医妇产科护理的内容。

4. 明清时期

中医护理的理论与实践更加充实，逐渐向独立完整的体系发展。著名医家王肯堂编纂的《证治准绳》介绍了创伤缝合术后的护理方法；李时珍的《本草纲目》是对16世纪以前中医药学的系统总结，全书载有药物1 892种，搜集医方11 096个，精美插图1 160幅，分为16部60类。后来被译为日、英、法、德、俄语等多种文字传到日本、欧洲各地，对我国和世界医药学及动植物学做出了杰出贡献。张景岳《景岳全书·妇人规》中，从产妇的起居、衣着、室温、饮食以及环境等方面提出了护理方法。明代医家吴有性《温疫论》的"戾气说"，是对当时防治急性热病经验的系统总结。在护理方面从"论食""论饮""调理法"三篇专论中，详细论述了瘟疫病的护理措施。陈实功的《外科正宗·痈疽》，在"调理须知""杂忌须知"专篇中，详细介绍了疮疡的护理原则与方法。清代亟斋居士的《达生编》详细介绍了产前、临产与产后的护理方法。他认为，注意了产前、临产时的操作护理与饮食护理以及产后的调护，是可以不用服药治疗的。钱襄的《侍疾要语》介绍了生活起居护理、饮食护理以及老年患者护理方法。叶天士的《温热论》系统阐述了温病发生、发展的规律，指出了温病卫、气、营、血四个阶段辨证论治和施护的纲领，归纳了温病察舌、验齿、辨斑疹等病情观察的方法，并提出了用井水、雪水、冷水等擦浴之法，促进了热病降温措施的发展。在《临证指南医案》中对老年病的护理做了具体论述。

5. 近代及现代

鸦片战争以后，中国逐步沦为半殖民地半封建社会。这一时期，由于西方科技和文化的传入，中西文化发生了大碰撞，中医及中医护理的发展一度处于停滞不前阶段；中西医两种体系在长期争论过程中，逐渐有了学术上的沟通。以唐荣川、朱沛文、恽铁樵、张锡纯等为代表的中西医汇通派，率先提出中西医汇通，创造性地并用中西药物，对后人多有启发。

新中国成立以后，党和政府十分重视中医工作，大力扶持和发展中医事业。1955年，中医研究院成立后，全国各省相继成立了中医院校与中医医院，并在综合性医院开设中医病房。从此，中医护理工作开始受到重视，中医护理教育事业发展迅速，中医护理队伍日益壮大，涌现出一大批具有献身精神的中、高级中医护理专业人才。1958年，江苏省医院创办了全国第一所中医护士学校；1958年，南京出版了第一本中医护理专著《中医护理学》。至此，中医护理的各类教材和各种专著相继出版，如《中医基础护理》《中医心理护理学》《中医内科护理学》等。1984年，在南京召开了中医护理学会中医、中西医结合护理学术会议，会上成立了中华护理学会中医、中西医结合护理学术委员会，标志着中医护理理论的研究与临床护理实践的总结已进入了一个崭新的阶段。

二、中医护理的基本特点

中医护理的独特理论体系有两个基本特点，即整体观念和辨证施护。

（一）整体观念

整体是指联系性、统一性和完整性。整体观念认为事物是一个整体，事物内部的各个部分是互相联系、不可分割的，事物与事物之间也有着密切的联系。同时，又十分重视人与自然环境、社会环境的统一性，认为人与自然界息息相关，人与社会关系密切。这种机体自身的整体性与内外环境的统一性的思想，称为整体观念。

1. 人体是一个有机的整体

中医学认为人体是以心为主宰、五脏为中心的有机整体。其结构上不可分割，生理上相互联系，病理上相互影响。人体由五脏、六腑、形体、官窍，构成"脏－腑－体－窍"五大功能系统。如肺－大肠－皮－毛构成"肺系统"，脾－胃－肉－唇构成"脾系统"等。每个系统都以五脏为主，故以五脏为中心，将人体构成一个有机的整体。

（1）生理上的整体性：主要体现在五脏一体观和形神一体观两个方面。

五脏一体观：构成人体的五脏、六腑、五官、五体、九窍等有着各自不同的生理功能，但必须以五脏为中心，配以六腑，通过经络系统"内属于脏腑，外络于肢节"的作用，把人体的五官、五体、九窍、四肢百骸等所有的组织患者网络成一个有机整体，构成以心、肝、脾、肺、肾为中心的五大功能系统，五大功能系统又在心的主宰下，密切联系、协调共济、上下沟通，并且通过精、气、血、津液等的作用来完成机体统一的机能活动。脏腑之间，既有相辅相成的协同作用，又有相反相成的制约作用，从而维持五大功能系统之间的动态平衡。

形神一体观：形，即形体，是构成人体的脏腑，经络，组织及气、血、津液等生命物质；神，是指人的精神、思维、意识活动。形神一体观认为，形与神俱，不可分离。形是神的藏舍之处，神是形的生命体现，神不能离开形体而单独存在，有神才有生命，才能产生精神活动，而神一旦产生，就对形体起到主宰作用。形神一体是生命的保证。

（2）病理上的整体性：在藏象学说中我们可以得知，脏腑之间，精、气、血、津液之间，在生理上是相互依存、协调统一的，在病理上也必然会相互影响。因此，脏腑发生病变，可以通过经络反映于体表、组织或官窍，体表、组织、官窍有病，也可以通过经络影响脏腑；脏腑之间亦可以相互影响。在中医临床护理中，除护理局部病变外，还要兼顾护理相关联的脏腑、经络、官窍。如口舌糜烂的患者，除要进行口腔护理外，还要采用清心泻火的药物治疗心火亢盛所致的心烦、失眠及心火移热于小肠所致的尿赤、尿痛等症状。

2. 人与外界环境的统一性

外界环境包括自然环境和社会环境。两者都是人类赖以生存的必要条件，环境的变化影响着人体的机能活动。

（1）人与自然界的统一性：人类生活在自然界，自然界的变化直接或间接地影响着人体，而人体则相应地产生反应。属于生理范围的，即是生理上的适应性；超越了这个范围，即是病理上的反应。故《灵枢·邪客》曰：人与天地相应也。

首先，季节对人体的影响非常明显。在一年四季中，有春温、夏热、秋凉、冬寒的气候变化，自然界的生物就会发生春生、夏长、秋收、冬藏等适应性变化，人体也必须与之相适应。如：春夏腠理疏开，表现为脉浮、汗多、少尿；秋冬腠理致密，表现为脉沉、汗少、多尿。

其次，昼夜晨昏对人体也有一定影响。《灵枢》曰：夫百病者，多以旦慧昼安，夕加夜甚。这是因为早晨、中午、黄昏、夜半，人体阳气存在着生、长、出、入的规律，从而影响到邪正斗争，病情也呈现出慧、安、加、甚的起伏变化，所以，临床观察和治疗、护理疾病时，必须注意昼夜变化的规律。

《黄帝内经》记载：春三月，此谓发陈，天地俱生，万物以荣，夜卧早起，广步于庭，披发缓行，以使志生；夏三月应夜卧早起，无厌于日；秋三月早卧早起，与鸡俱兴；冬三月早卧晚起，必待日光祛寒就温。这是说我们只有遵循自然界的变化规律，做好生活起最后，地域环境对人体也会产生影响。不同的地理环境和生活习惯对人体有明显的影响，如：江南多湿热，人体腠理多疏松，易病湿热；西北多燥寒，人体腠理多致密，易病燥寒等。

（2）人与社会的和谐性：社会环境包括社会的政治、经济、文化等特征，人们的年龄、性别、风俗习惯、婚姻状况等人群特征，以及生活方式、生活习惯和爱好等。人适应社会的能力是不同的，当社会环境因素变化过于强烈或自身的调节与适应能力减弱时，就会造成心理和精神压力，处理不当就会导致疾病的发生。人生活在社会之中，人能影响社会，社会环境的变动对人也会产生影响。如社会的安定、社会经济与文化的发展，以及社会地位变动都可以引起人体身心机能的变化。

（二）辨证施护

证，即证候，是指疾病发生发展过程中某一阶段的病理概况。它包括了疾病发生的原因、性质、部位和邪正关系等，因此，它比症状更全面、更准确地揭示了疾病的本质。辨证是将望、闻、问、切四诊所收集的有关病史、症状和体征等资料，加以分析、综合，辨别疾病的症型，从而进行护理的过程。辨证是决定护理方法的前提和依据；施护是解决护理问题的手段和方法，是辨证的最终目的。

在临床应用中，辨证施护要充分应用中医学同病异护、异病同护等原则。所谓同病异护，是指对同一疾病，由于发病的时间、地域不同或患者体质差异，或疾病处于不同的发展阶段所表现出的不同的症候，应采用不同的护理原则、护理措施与护理方法。如感冒有风寒感冒与风热感冒的不同：若见恶寒发热无汗，头身痛，痰稀色白，当辨为风寒感冒，宜选用辛温解表的护理原则与方法；若见发热，微恶风寒，汗出，咽喉肿痛，痰稀色黄，当辨为风热感冒，宜选用辛凉解表的护理原则与方法。所谓异病同护，是指不同的疾病，只要出现了相同的症候，就可采用相同的护理原则、护理措施与护理方法。如胃下垂、子宫下垂、脱肛是不同的疾病，若均表现为中气下陷的症候，都可采用补中升提的护理原则与方法。

三、中医护理的地位和作用

中医护理通过历代医家的临床实践和经验的积累，在中医学中占有十分重要的地位，辨证施护贯穿于疾病治疗和护理的全过程。所谓"三分药，七分养"，这"七分养"就是对护理工作重要性的高度概括。医生在把脉诊病的同时，往往还要进行行施针灸、配药煎药及观察护理等工作，尤其对用药的护理及病情观察，常常需要取得患者及患者家属的配合，才能促使疾病的早日康复。

中医护理是中医学的重要组成部分，中医护理的基本理论与技术操作的结合，使得中医护理理论体系更加完善。中医护理在治疗过程中占有举足轻重的地位，治疗虽然可使病情得到治愈、缓解和控制，但疗效的维持必须以护理工作为依托，适当的护理有助于患者的康复，反之则会延缓治愈或加重病情。

对于护理人员来说，为患者创造良好的医疗环境，对患者生理和生活上加以照顾和护理，调节患者心情，帮助患者减轻生理和心理痛苦是他们的基本职责。衡量护理道德水平的重要尺度是护理的质量和医疗效果，它也是护理道德在医疗实践中的具体体现。

中医学是祖国的传统医学，并形成了独特的理论体系，是我国劳动人民长期同疾病做斗争的智慧结晶。中医护理是祖国医学的重要组成部分，它以中医理论为指导，突出中医整体观念和辨证施护的特色，包括从疾病治疗到一般生活饮食、起居、情感、病情观察及病证后期调护为主要内容的一般护理，使得护理内容更加全面、系统。衡量护理道德水平的重要尺度是护理的质量和医疗效果，它也是护理道德在医疗实践中的具体体现。

第二节　常见病证护理

一、感冒

感冒主要是风邪侵犯人体而引起的常见外感疾病，以鼻塞、流涕、喷嚏、恶寒、发热、头痛、脉浮为主要临床表现。一年四季均可发生，尤以冬春两季、气候突变之时多见。感冒又称伤风，症状较重者称为重伤风。如果病情较重，并引起广泛流行的，就称为时行感冒。

[病因病机] 平素体质较弱，或由于起居不慎、寒暖失常、过度劳累等因素，致使人体卫气不固，腠理不密，风邪乘虚侵袭人体而发病。又因"风为百病之长"，常同时兼感寒、热、暑湿等外邪，其中以风寒、风热两者最为常见。

肺合皮毛，开窍于鼻，上系咽喉。外邪先从皮毛、口鼻侵入人体犯肺。肺气失宣而见鼻塞流涕、咽痒咳嗽，营卫不和则见恶寒、发热、头痛、汗出等症。

[辨证施护] 感冒邪在肺卫，属于表证，以实证多见。治疗应采取解表祛邪的原则。临床上分风寒与风热两证，风寒证治以辛温解表，风热证治以辛凉解表。

1. 风寒证

[临床表现] 恶寒重，发热轻，无汗，头痛，肢体酸痛，鼻塞声重，喷嚏流涕，喉痒咳嗽，痰多稀白，苔薄白而润，脉浮紧。

[护理原则] 辛温解表，宣肺散寒。

[方药护理] 轻证可用生姜红枣葱白汤或葱豉汤；重证可用荆防败毒散加减，药如荆芥、防风、苏叶、白芷、淡豆豉、葱白、生姜等。应酌情加宣肺化痰药，如前胡、桔梗、杏仁、陈皮之类；若恶寒重、无汗者，加麻黄、桂枝以加强辛温散寒之力。

[饮食起居护理] 多饮温开水或食用辛温发散食物，以利祛邪，如用生姜10 g、葱白3根，加适量红糖煎汤热服，使微汗出。起居有节，防寒保暖。避免发汗太过，损伤正气。

2. 风热证

[临床表现] 发热，微恶风寒，或有汗，头痛鼻塞，咽痛或红肿，咳嗽痰稠，舌苔薄黄，脉浮数。

[护理原则] 辛凉解表，宣肺清热。

[方药护理] 银翘散加减。药如金银花、连翘、桑叶、菊花、淡豆豉、栀子、薄荷等。可酌情配合清肺化痰药，如前胡、杏仁、桔梗、贝母之类。若时行感冒症状重者，可酌加大青叶、板蓝根等；热甚咳重痰黄稠者，可酌加黄芩、知母、瓜蒌皮以清解肺热；咽红肿痛者可酌加玄参、射干以清热解毒利咽。

［饮食护理］　饮食宜选用凉润之品。轻者可选用芦根绿豆粥，用鲜芦根 30 g，入水煮沸约 5 分钟，加绿豆 20 g、粳米适量煮粥，熟前 2 分钟加金银花 20 g、葱白 3 段，服用。

注意保持室内空气流通，多饮水，保持心情乐观。

3. 暑湿证

［临床表现］　发热心烦，有汗不解，头身困重，胸闷泛恶，小便黄赤，便溏，舌红苔腻，脉濡数。

［护理原则］　清解暑热，芳香化湿。

［方药护理］　新加香薷饮加减，药如香薷、豆卷、藿香、佩兰、扁豆花、青蒿、金银花、连翘、六一散等。如暑热偏重，加黄连或黄芩、栀子清解暑热；若湿邪偏重，酌加苍术、厚朴、半夏、陈皮健脾燥湿之类。成药可用藿香正气散（水）。

［饮食护理］轻者可选凉淡盐水、绿豆汤或西瓜汁饮用；或选用西瓜翠衣去绿皮，切成小块，拌白糖搅匀后，放入冰箱冷冻片刻，食用。

［预防］　感冒是最常见的疾病之一，发病率很高。平时要加强体育锻炼，增强体质。气候变化时应注意及时增减衣被。如时行感冒患者，应及时隔离，早期治疗。流行期可用贯众 15 g、板蓝根 15 g、甘草 3 g，水煎服，每日一次，连服三日，有一定的预防作用。

二、咳嗽

咳嗽是外感或内伤等多种病因导致肺失宣降而肺气上逆，以咳嗽为主要临床表现的病证。

［病因病机］　咳嗽的原因，有外感和内伤两大类。外感咳嗽是六淫外邪袭肺所致，内伤咳嗽是由于脏腑功能失调所致。

（1）外感咳嗽，由六淫外邪，尤其是风、寒、燥、热之邪引起。在肺卫功能失调或减弱时，遇气候突变、冷热失常之时，从口鼻或皮毛入侵，导致肺气壅遏、宣肃失司而产生咳嗽。由于四时气候变化的不同及体质的差异，常见的有风寒、风热、风燥三种。

（2）内伤咳嗽，为脏腑功能失调所引起。肺脏虚损或其他脏腑有病影响于肺时，均可导致内伤咳嗽。常见的有肺阴虚、痰浊壅肺、肝火犯肺三种。

外感咳嗽如迁延失治，邪伤肺气，可逐渐转为内伤咳嗽；内伤咳嗽由于肺脏损伤，卫气不固，易感外邪，而使病程缠绵，咳嗽加重。

［辨证施护］　首先应区别是暴咳（外感咳嗽）或久咳（内伤咳嗽），治疗应分清邪正虚实。暴咳多为新病，常突然发病，可见到肺卫表证，多属邪实，治以宣肺散邪为主；久咳多为宿病，常反复发作，迁延不已，如见肺脏虚证，治当补虚为主，如为痰浊壅肺、肝火犯肺者，多为邪实正虚，治当祛邪兼以扶正。

（一）暴咳（外感咳嗽）

1. 风寒咳嗽

［临床表现］　咳嗽声重有力，咳痰稀白，常伴有鼻塞喷嚏、时流清涕、恶寒无汗、头痛体酸等表证，舌苔薄白，脉浮紧。

［护理原则］　疏风散寒，宣肺化痰。

［方药护理］　杏苏散加减。药如紫苏叶、杏仁、前胡、桔梗、陈皮、半夏、生姜。表寒重者可加麻黄，增加宣肺散寒之力。

[饮食护理] 白萝卜 1 个切片，甜杏仁（去皮尖）10 g，捣碎，冰糖 30 g，共煮服，用七天。避风寒，节起居。

2. 风热咳嗽

[临床表现] 咳嗽频剧，痰黄且稠，口渴咽痛，伴身热、头痛、恶风，苔薄黄，脉浮数。

[护理原则] 疏风清热，宣肺止咳。

[方药护理] 桑菊饮加减。药如桑叶、菊花、薄荷、连翘、前胡、杏仁、桔梗、牛蒡子。热盛可加黄芩、栀子清解里热，声哑咽痛加射干、马勃、山豆根解毒利咽。

[饮食护理] 食枇杷叶粥或鲜芦根粥。鲜枇杷叶 15 g 或鲜芦根 30 g，加水煮去渣后入粳米适量，煮粥服食。

3. 风燥犯肺

[临床表现] 咳嗽痰少或干咳无痰，鼻燥咽干，或见恶风发热，舌边尖红、质干少津，脉浮数。

[护理原则] 疏风清肺，润燥止咳。

[方药护理] 桑杏汤加减。药如桑叶、杏仁、川贝、桑白皮、沙参、麦冬、天花粉。恶风发热无汗可加荆芥、防风。津伤较重者，加石斛、玉竹养阴生津。痰中带血者可加鲜茅根、生地以凉血止血。

[饮食护理] 多饮水，给予养阴生津的食物，如银耳、梨、百合等。

（二）久咳（内伤咳漱）

1. 肺阴虚

[临床表现] 起病缓慢，干咳少痰，或痰中带血，口干咽燥，午后颧红，五心烦热，失眠盗汗，消瘦神疲，舌质红，脉细数。

[护理原则] 养阴清肺止咳。

[方药护理] 沙参麦冬汤加减。药如沙参、麦冬、玉竹、天花粉、百合、川贝、甜杏仁。午后潮热酌加银柴胡、地骨皮、胡黄连以滋阴清热。痰中带血可加丹皮、栀子、白茅根以凉血止血。

[饮食护理] 沙参山药粥：沙参 30 g、山药 60 g，煎药取汁，入粳米适量，煮粥服食。

2. 痰浊壅肺

[临床表现] 咳嗽重浊，痰多易咯，胸脘痞闷，纳呆神疲，舌苔白腻，脉濡滑。

[护理原则] 燥湿健脾，化痰止咳。

[方药护理] 二陈汤加减。药如陈皮、半夏、茯苓、甘草、苍术、厚朴、杏仁。痰多色白、胸闷气急者，加苏子、白芥子、莱菔子以降气平喘。痰黄稠者加黄芩、瓜蒌皮，或用清金化痰汤以清热化痰宣肺。

[饮食护理] 白萝卜 1 个切片，甜杏仁（去皮尖）10 g 捣碎，加茯苓 12 g、冰糖 30 g，共蒸煮热服。

3. 肝火犯肺

[临床表现] 气逆咳嗽阵作，咳时面赤咽干，牵引胸胁疼痛，痰少质黏难咯，舌苔薄黄少津，脉弦数。

[护理原则]　清肝泻肺，化痰止咳。

[方药护理]　泻白散合黛蛤散加减。药如桑白皮、地骨皮、生甘草、黄芩、栀子、竹茹、陈皮等。胸闷气逆加枳壳、桔梗、郁金以理气解郁活络。心烦少寐、舌红口干，加黄连、竹叶以清心泻火。痰黄稠难咯加海浮石、贝母、冬瓜子以清热豁痰。火郁伤津加沙参、麦冬、天花粉清热生津。

[预防]　咳嗽是肺脏疾病的常见症状，又是一个以症状命名的独立病证，有暴咳和久咳之分。预防的重点在于提高机体卫外功能，增强机体御寒抗病能力，进行适当的身体锻炼，注意防寒保暖。易出汗者，应及时更换干衣或用干毛巾擦干汗液，以免受凉感冒而加重咳嗽。久咳在缓解期间，应坚守治本原则，补虚固本，以图根治。

三、喘证

喘证是以呼吸急促，甚则张口抬肩、鼻翼翕动、难以平卧为特征的一种病症。是许多急、慢性疾病过程中常见的一个症状，当喘成为这些疾病某一阶段的主要临床表现时，即称喘证。

[病因病机]　气喘的病因有外感和内伤两个方面。外感为外邪乘袭，内伤可由七情、饮食、劳欲及久病体虚所致。

1. 外邪侵袭

以风寒和风热最为常见。风寒袭肺，腠理郁闭，肺气壅塞，宣降失常，上逆为喘。风热犯肺，或寒郁化热，热不得泄，肺气胀满，清肃失司，气逆为喘。

2. 饮食失节

饮食生冷、肥甘厚味，脾失健运，积湿生痰，或素体痰湿偏盛，上干于肺，肺气为之壅塞，升降不利而气喘。

3. 七情所伤

多因忧思气结，肺气不得宣发，或郁怒伤肝，肝气上逆，肺气不降，或肺气瘀滞，水液凝聚为痰，痰气上逆，发生喘证。

4. 劳欲久病

久咳伤肺，或病久肺虚，清肃失司而气短喘促；病久肾亏，劳欲伤肾；或年老体衰，真元不足，肾不纳气，则喘促气短，动辄尤剧。

以上诸因总不外乎邪实和正虚两方面。正如张景岳所说：实喘者有邪，邪气实也；虚喘者无邪，元气虚也。

[辨证施护]　气喘的辨证，首当分清虚实。实喘者起病较急，病程较短，声高气粗，胸部胀满，以呼出为快；虚喘者起病较缓，病程较长，声低气怯，呼吸短促难续，以深吸为快。实喘的治疗重在祛邪，而虚喘的治疗重在培补。

（一）实喘

1. 风寒束肺

[临床表现]　喘促气急，胸闷气塞，咳嗽痰多，咯痰色白、稀薄多沫，伴有恶寒发热、头痛无汗等表证，苔薄白，脉浮紧。

[护理原则]　宣肺、散寒、定喘。

[方药护理]　三拗汤加减。药如麻黄、杏仁、甘草、前胡、陈皮、半夏等。寒邪偏重者

加桂枝、细辛、干姜温肺化痰，喉中痰鸣加苏子、紫菀、白前等以化痰降气。

[饮食护理] 用麻黄 30 g、杏仁 15 g、豆腐 120 g，加水共煮 1 h，去渣，吃豆腐喝汤。

2. 热邪壅肺

[临床表现] 咳喘气粗，甚至鼻翼翕动，痰黄稠，难于咯出，胸闷疼痛，身热面红，烦躁多汗，舌红，苔黄，脉数。

[护理原则] 疏风清热，宣肺平喘。

[方药护理] 麻杏石甘汤加减。药如麻黄、杏仁、石膏、甘草、桑白皮、黄芩、海蛤粉。喉中痰鸣、不得平卧、舌苔腻、脉滑者，酌加葶苈子、射干、竹沥、半夏、地龙等泻肺化痰平喘。痰黄稠厚如脓者，加鱼腥草、金荞麦。高热烦渴者加知母以清热养阴。

[饮食护理] 食秋梨、白藕汁、萝卜汁、枇杷等。

3. 痰浊阻肺

[临床表现] 喘咳气促，胸中满闷，痰多黏腻，咯之不爽，纳呆呕恶，苔白厚腻，脉滑。

[护理原则] 祛痰、降气、平喘。

[方药护理] 二陈汤合三子养亲汤加减。药如陈皮、半夏、茯苓、杏仁、厚朴、苏子、莱菔子、白芥子等。咳痰黄稠，喘急面红，烦热口干，苔黄腻，脉滑数，此属痰热壅肺，治宜清热涤痰，可在上方中去厚朴、白芥子，加桑白皮、知母、瓜蒌皮、海蛤粉。如痰涌量多、不得平卧、大便秘结者，可再加葶苈子、桑白皮以泻肺涤痰平喘。

[饮食护理] 葶苈子山药粥：葶苈子 50 g、山药 50 g、粳米适量，煮粥服食。

（二）虚喘

1. 肺虚

[临床表现] 呼吸气促，咳声低微，语言无力，自汗畏风，或咽干口燥、午后低热面赤，舌质偏红，脉软弱或细数。

[护理原则] 补肺益气养阴。

[方药护理] 生脉散加减。药如沙参、麦冬、五味子、白术、茯苓、甘草、川贝、玉竹。时觉形寒、咯痰稀薄、肺虚有寒者，加黄芪、干姜以温肺益气。

[饮食护理] 山药茯苓粥：山药 6 g，茯苓 15 g，水煎取汁，加粳米适量，煮粥服食。

2. 肾虚

[临床表现] 喘促日久，呼多吸少，动辄喘甚，甚至张口抬肩，不能平卧，形瘦神疲，汗出肢冷，甚则小便不利，肢体水肿，舌质淡，脉沉细。

[护理原则] 补肾纳气。

[方药护理] 金匮肾气丸合参蛤散加减。药如附子、肉桂、熟地、山茱萸、山药、五味子、补骨脂、人参、蛤蚧等。前方温补肾阳，后方纳气补肾。肾阴虚者，用七味都气丸合生脉散，以滋阴纳气。本证到危重阶段可出现喘逆不已、烦躁不安、肢冷汗出、脉浮大无根等阳气欲脱之象，此为喘脱，宜服用大剂参附汤回阳救脱。

[饮食护理] 补肾粥：核桃仁 3 个、黑芝麻 30 g、粳米适量煮粥。加蜂蜜或食盐服用。

[预防] 本病的预防：未病要慎风寒，适寒温，节饮食，薄滋味，少食肥甘厚味及辛辣刺激之品，以免助湿生痰；已病应注意早期治疗，尤需防寒保暖，防止受邪而诱发。

四、呕吐

呕吐是指胃气上逆，迫使胃内容物从口吐出的病证。古人以无物有声谓之呕，有物无声谓之吐。实际上，呕与吐常同时发生，很难分开，故统称为呕吐。呕吐是一种病症，但有时又是排除胃中有害物质的保护性反应。如胃中停积痰饮、宿食，以及误食毒物，以致欲吐不能或吐而未尽时，此时不但不能制止其呕吐，相反应该因势利导，促使其呕吐以荡涤病邪，达到邪去病除、呕吐自止的目的。

[病因病机] 胃主受纳，以和为主，以降为顺。若因外邪犯胃，七情内伤，饮食不当，或素体脾胃虚弱，均可导致和降失职，胃气上逆而出现呕吐，其中尤以饮食不节所致者最为常见。

1. 饮食不当

暴饮暴食，或过食生冷油腻之物，或误食腐败不洁饮食，积于中脘可致胃气上逆而引起呕吐。

2. 外邪犯胃

风寒暑湿之邪以及秽浊之气侵犯胃腑，以致胃失和降，胃气上逆引起呕吐。

3. 七情内伤

忧思恼怒，肝失条达，横逆犯胃，胃失和降而导致呕吐。

4. 脾胃虚弱

脾胃素虚，中阳不振，和降失常，或因胃阴不足，胃失润降，不能承受水谷，均可发生呕吐。

[辨证施护] 本证分虚、实两类。凡感受外邪、食滞或痰饮内停，或肝气犯胃而发生的呕吐，多属实证；凡病后胃气虚弱，或胃阴不足而发生的呕吐，多属虚证。

呕吐，首当明辨虚实。实证多为外邪、饮食所伤，起病较急，来势较猛，病程较短；虚证多为脾胃气阴亏虚，起病缓慢，病程较长或时作时止。治法以和胃降逆为主，邪实者以驱邪为主，或祛邪，或消食，或化痰解郁；虚者以扶正为法，或健运脾胃，或益气养阴。

（一）实证

1. 外邪犯胃

[临床表现] 突然呕吐，发病急暴，伴有恶寒发热，头痛体楚，或胸脘痞闷，不思饮食，苔薄白或白腻，脉濡缓或浮缓。

[护理原则] 疏邪解表，化浊和胃。

[方药护理] 藿香正气散加减。药如藿香、紫苏、厚朴、半夏、陈皮、茯苓、大腹皮。表邪偏重、寒热无汗、头痛体楚者，可加荆芥、防风以祛风解表。夏令感受暑湿，除呕吐外，还兼身热、心烦、口渴者，去苏叶，加黄连、香薷、荷叶以清解暑热。兼宿食停滞、胸闷腹胀者，加枳壳、神曲、莱菔子以消食导滞。

[饮食护理] 生姜汁一汤匙、蜂蜜一盅，调匀后分服。

2. 食滞内停

[临床表现] 呕吐酸腐，脘腹胀满，疼痛拒按，嗳气厌食，得食愈甚，吐后反快，大便或溏或秘，舌苔垢腻，脉滑实。

[护理原则] 消食化滞，降逆和胃。

[方药护理] 保和丸加减。药如姜半夏、橘皮、山楂、神曲、莱菔子、茯苓。因肉食积滞可重用山楂；面食积滞重用莱菔子；米麦积滞加焦谷芽、麦芽；酒积加葛花；若食积较重、腹

胀便秘者，可合小承气汤以通腑导滞。

[饮食护理] 选用山楂粥。选用山楂、粳米、砂糖，先用山楂取汁，后入粳米、砂糖煮粥服用。

3. 痰饮内阻

[临床表现] 呕吐清水痰涎，头眩心悸，脘部辘辘有声，不欲饮食，舌苔白腻，脉弦滑。

[护理原则] 温化痰饮，和胃降逆。

[方药护理] 小半夏汤合苓桂术甘汤加减。药如姜半夏、茯苓、桂枝、白术、橘皮、生姜。脘部痞胀、苔厚者，去白术，可在上方中加苍术、厚朴行气化湿；兼胸闷口苦、舌苔黄腻者，为痰郁化热，去桂枝，加竹茹、黄连以清化痰热。

[饮食护理] 生姜适量代茶饮。有热者可选用鲜芦根粥：鲜芦根 100 g、竹茹 20 g、生姜 10 g、粳米适量，煮粥食用。

4. 肝气犯胃

[临床表现] 呕吐吞酸，嗳气频频，胸胁胀痛，烦闷不舒，每遇情志不遂时发作尤甚，舌边红，苔薄腻，脉弦。

[护理原则] 疏肝理气，和胃降逆。

[方药护理] 四逆散合半夏厚朴汤加减。药如带皮苏梗、柴胡、白芍、枳实、姜半夏、厚朴、茯苓、香附、郁金。若气郁化火、烦热口渴、口苦舌红者，加左金丸、黄芩、栀子等。

[饮食护理] 白萝卜榨汁，每次一小杯，每日三次。

（二）虚证

1. 脾胃虚寒

[临床表现] 饮食稍有不慎，即见呕吐，时作时止，脘腹痞满，食入难化，面白少华，倦怠乏力，喜暖怕冷，四肢不温，便溏，舌质淡，脉濡弱。

[护理原则] 温中健脾，和胃降逆。

[方药护理] 理中汤加味。药如党参、白术、干姜、半夏、陈皮、茯苓、甘草。呕吐清水者加吴茱萸、生姜以温中降逆止呕。四肢厥冷者加附子、肉桂以温补脾阳。

[饮食护理] 参苓山药粥：人参 6 g、茯苓 12 g、山药 15 g、生姜 12 g，煎药取汁，入粳米适量，煮粥服用。

2. 胃阴不足

[临床表现] 时时干呕泛恶，或反复呕吐而量不多，脘部嘈杂，饥而不欲食，口干咽燥，舌红少津，脉细数。

[护理原则] 滋养胃阴，降逆止呕。

[方药护理] 叶氏养胃汤加减。药如沙参、麦冬、石斛、玉竹、白扁豆、姜半夏、大枣。呕吐甚者可加橘皮、竹茹以和胃降逆。津伤过甚者在上方中减半夏用量，加生地、天花粉、知母以养胃生津。大便干结者加火麻仁、瓜蒌仁以润肠通便。

[饮食护理] 可服用银耳百合粥：银耳 10 g、百合 30 g、粳米适量，煮粥服用。

[预防] 居处应清洁，通风，及时清理呕吐物及清洗被污染的被褥和衣物，以免秽浊之气刺激再引起呕吐。做好情志护理，消除患者的紧张情绪。饮食以清淡素食、半流质为好。如

呕吐不止，必须提高警惕，严密观察病情，恐有恶变。

五、泄泻

泄泻是指排便次数增多，粪便稀薄，完谷不化，甚则如水样而言。一般以便溏，病势较缓者为泄；大便清稀如水，直下者为泻。二者虽有轻重，但无明显区别，故统称为泄泻。

[病因病机]　泄泻的发生，主要与感受外邪、饮食所伤、情志失调、脾胃虚弱、肾阳虚衰等有关。

1. 感受外邪

六淫外邪中尤以寒、湿、暑、热之邪引起腹泻为多见。其中以感受湿邪致泻者最多，故《素问·阴阳应象大论》称：湿胜则濡泄。临床上寒、暑、热等病邪往往与湿邪合并而发病，因此有寒湿泄泻、暑湿泄泻及湿热泄泻等类别。

2. 饮食所伤

饮食过量，宿滞内停，或恣食油腻，或误食生冷、不洁之物，都能损伤脾胃，导致运化失司而产生泄泻。

3. 情志失调

脾胃素虚之人，受到情志的刺激，如忧思伤脾，或郁怒伤肝，肝气横逆乘脾犯胃，脾胃受制，运化失常而致泄泻。

4. 久病体虚

劳倦内伤，久病缠绵，脾胃虚弱，进而导致阳气虚衰，不能腐熟水谷，不能运化精微，造成水谷停滞，清浊不分，混杂而下。或久病及肾，命门火衰，不能温煦脾阳，从而导致水谷不化而引起泄泻。

综上所述，泄泻的外因主要是湿盛，内因主要是脾虚。但在病变发展过程中，脾虚往往产生湿邪，湿盛常常导致脾虚，所以脾虚与湿盛是互为因果、互相影响的。一般而言，急性暴泻多因湿盛伤脾，病属实证。慢性久泻多为脾虚生湿，病属虚证。但暴泻迁延不愈，日久亦可由实转虚；久泻脾虚如果复为湿食所伤亦可成为虚中夹实。

[辨证施护]　泄泻分为暴泻和久泻两类。在辨证上须分清寒热虚实。一般粪便清稀，臭气不甚，腹痛喜温者属寒；粪便黄褐，味臭较重，肛门灼热者属热；腹泻而腹部疼痛，按之痛剧，泻后痛减者属实；病程较长，腹痛不堪，喜按喜暖者属虚。

（一）暴泻

1. 寒湿泄泻

[临床表现]　腹痛肠鸣，泻下清稀，甚或为水样，口淡不渴，或兼恶寒发热，头痛肢酸，舌苔白腻，脉濡缓或浮缓。

[护理原则]　解表散寒，芳香化浊。

[方药护理]　藿香正气散加减。药如藿香、佩兰、紫苏、苍术、厚朴、煨木香、陈皮、茯苓、神曲。表寒重者可加荆芥、防风等以增强疏散风寒之力。湿邪偏重兼胸脘痞闷、肢体倦怠、舌苔厚腻者，可加薏苡仁、制半夏、白豆蔻以燥湿健脾。尿少者加泽泻、车前子以行"利小便以实大便"之功。

[饮食护理]　选用生姜红糖水或干姜粥，干姜3g、高良姜6g，煎药取汁，入粳米适量，

煮粥服用。

2. 湿热泄泻

[临床表现] 腹痛肠鸣，泻下急迫，粪便黄褐而臭，肛门灼热，心烦口渴，小便短赤，舌苔黄腻，脉濡数。

[护理原则] 清热利湿。

[方药护理] 葛根芩连汤加减。药如葛根、黄芩、黄连、金银花、煨木香、六一散。暑湿重者，加藿香、佩兰以清暑化湿。湿偏重苔厚腻者，加苍术、薏苡仁、车前子、厚朴健脾化湿；热偏重，发热、烦渴甚者，加连翘、知母清热除烦；挟食滞者，加神曲、山楂消积导滞。

[饮食护理] 选用马齿苋粥：马齿苋 30 g，水煮去渣取汁，入粳米 50 g，煮粥服用。

3. 伤食泄泻

[临床表现] 腹痛肠鸣，泻下粪便臭如败卵，脘腹胀满，嗳腐酸臭，泻后痛减，舌苔垢腻，脉滑数。

[护理原则] 消食导滞。

[方药护理] 保和丸加减。药如神曲、山楂、麦芽、莱菔子、炒鸡内金、陈皮、茯苓、煨木香。食滞甚而泻下不畅、腹部胀痛者，加大黄、枳实、槟榔等以荡涤积滞。

[饮食护理] 食萝卜粥：白萝卜一个，粳米适量，煮粥服用。

（二）久泻

1. 脾虚泄泻

[临床表现] 病程较长，大便时溏时泻，内夹不消化食物，常反复发作。饮食稍不慎，大便次数即明显增加。食欲不振，食后脘痞不适，腹胀肠鸣，面色萎黄，精神倦怠，舌淡苔白，脉缓弱。

[护理原则] 健脾化湿。

[方药护理] 参苓白术散加减。药如党参、白术、茯苓、山药、白扁豆、薏苡仁、陈皮、煨木香、砂仁、神曲。脾虚而兼形寒肢冷、腹部冷痛、脉迟者，宜加附子、肉桂、干姜以温中散寒。久泻不止、脱肛不收、脾气虚陷者，可加黄芪、升麻、柴胡以益气升提。

[饮食护理] 可选用莲米糕：莲子肉、糯米各 200 g，茯苓 100 g，共研为末，加入白糖和水适量，蒸煮切块食用。

2. 肾虚泄泻

[临床表现] 病程日久，泄泻多在黎明前后，先是脐下隐痛，肠鸣即泻，泻后痛减，腹部喜暖，形寒肢凉，食欲不振，舌淡苔白，脉沉细。

[护理原则] 温补脾肾。

[方药护理] 附子理中汤合四神丸加减。药如党参、白术、干姜、附子、补骨脂、肉豆蔻、吴茱萸、五味子、煨木香。滑泻不止者，可加诃子肉、赤石脂以固涩止泻。年老体衰、中气虚陷者，可加黄芪、升麻以升阳举陷。

[饮食护理] 选用补脾粥：山药、赤小豆各 50 g，芡实、莲子心各 25 g，大枣 10 枚，入粳米适量煮粥，白糖调味食用。

3. 肝郁泄泻

[临床表现]　常因精神刺激，或情绪紧张而发生腹痛腹泻，泻后痛减，粪便稀薄，内夹泡沫，伴胸胁痞闷，嗳气食少，苔薄白，脉弦细。

[护理原则]　疏肝健脾。

[方药护理]　痛泻要方合四逆散加减。药如防风、白芍、白术、陈皮、柴胡、枳壳、甘草、煨木香。痛久泻甚者可酌加党参、茯苓、山药、白扁豆以健脾益气。

[饮食护理]　选用莱菔子粥以理气消食，莱菔子 10 g，粳米适量，煮粥服用。

[预防]　加强饮食卫生和水源管理，不吃腐败变质的食物，不喝生水，生吃水果要洗干净，要养成饭前、便后洗手的良好习惯。泄泻患者要给予清淡、易消化的食物，忌食生冷油腻、辛辣刺激等食物。

六、胃脘痛

胃脘痛，又称胃痛，是指以上腹部（剑突下至脐上部位）发生疼痛为主要临床表现的病证，常兼有泛恶、胀闷、嗳气、灼热、大便不调等症。该病在脾胃病变中最为常见，人群中发病率为 5% ～ 10%。

（一）病因病机

1. 饮食不节

每因过食生冷，寒积于胃，或偏嗜辛辣，热郁于中，或饥饱过度，脾胃气滞，或外感寒邪，内犯于胃，致使气机凝滞，胃气不和，收引作痛。

2. 情志失调

忧思恼怒，情志不遂，肝失疏泄，气机瘀滞，横逆犯胃，胃失和降，发为胃痛，或肝郁日久，化火生热，逆反胃腑，肝胃郁热，热灼而痛，或肝气郁结，气滞血淤，而致胃痛。

3. 脾胃虚弱

素体虚弱，或劳倦过度，或饮食所伤，或过服寒凉药物，均可引起脾胃虚弱，中焦虚寒，致使胃失温养，寒自内生，寒凝气滞，造成胃痛。

（二）辨证施护

胃痛的辨证主要是区别寒热虚实。一般来说：暴痛的多实证，久痛的多虚证；喜温恶凉的多寒证，灼痛喜凉的多热证；疼痛攻窜无定的多气滞；刺痛而固定不移的多血瘀。

1. 寒邪犯胃

[临床表现]　胃痛暴作，多有饮冷或受凉病史，口泛清水，畏寒喜暖，受冷痛剧，得热则减，苔白滑，脉弦紧。

[护理原则]　温中散寒，理气止痛。

[方药护理]　良附丸加味。药如高良姜、制香附、苏梗、厚朴、半夏、茯苓、生姜。寒重痛甚者可加肉桂、吴茱萸；气滞甚者可加木香、陈皮理气行滞。

[饮食护理]　热服生姜红糖汤：生姜 250 g，绞汁，加红糖 150 g，少量温热频服。

2. 肝气犯胃

[临床表现]　胃脘胀痛，攻撑连胁，胸闷嗳气，喜长叹息，每逢情志不畅而诱发或加重，苔薄白，脉弦。

[护理原则] 疏肝和胃，理气止痛。

[方药护理] 柴胡疏肝散加减。药如柴胡、芍药、枳壳、香附、川楝子、延胡索、陈皮、甘草。气郁化火、痛势急迫、吐酸嘈杂、口苦苔黄者，加姜川连、乌贼骨、煅瓦愣子平肝和胃制酸；食滞者，加神曲、山楂、麦芽消积导滞；痛甚者，重用白芍，并可加川楝子、延胡索理气止痛。

[饮食护理] 选用陈皮竹茹饮：陈皮、竹茹各 15 g，煎药取汁，红糖调味代茶饮。

3. 脾胃虚寒

[临床表现] 胃痛隐隐，绵绵不休，喜温喜按，得食痛减，泛吐清水，神疲纳呆，手足欠温，便溏，舌淡苔白，脉细弱或沉迟。

[护理原则] 温中健脾，和胃止痛。

[方药护理] 黄芪建中汤加减。常合良附丸以增其功。药如黄芪、党参、白术、桂枝、白芍、炙甘草、饴糖。中虚气滞见食少腹胀者，加木香、砂仁、陈皮行气消滞；中虚气陷、脘腹胀满、食后尤甚、卧则减轻者，加升麻、柴胡、枳壳升阳举陷；痰饮内停、呕吐清水、肠鸣辘辘者，去黄芪、党参、大枣，加茯苓、吴茱萸、川椒、半夏健脾化痰；中焦虚寒甚者加附子，生姜改为干姜以温中健脾。

[饮食护理] 选用吴茱萸粥：吴茱萸 3 g 研末，先用粳米 100 g 煮粥，等粥熟后下吴茱萸末，加生姜、葱白少许服食。

4. 胃阴不足

[临床表现] 胃脘隐隐作痛，嘈杂似饥，但饥而不欲食，口干少津，大便干结，舌红无苔，脉细数或弦细无力。

[护理原则] 养阴益胃，和中止痛。

[方药护理] 一贯煎合芍药甘草汤加减。药如北沙参、麦冬、当归、生地、白芍、枸杞子、甘草。嘈杂不欲食、口干舌燥甚者，加乌梅、五味子酸甘化阴；胃脘胀痛甚者，可酌加厚朴花、佛手花、玫瑰花等理气止痛；大便干燥难解者，可加火麻仁、瓜蒌仁润肠通便。

[饮食护理] 选用麦冬百合粥：麦冬 15 g、百合 50 g，入粳米适量煮粥，红糖调味食用。

5. 气滞血瘀

[临床表现] 胃脘疼痛拒按，痛处固定不移，犹如针刺刀割，食后加剧，入夜转重，或见吐血紫黑，便血如墨，舌紫暗，脉细涩。

[护理原则] 活血化瘀，理气止痛。

[方药护理] 膈下逐瘀汤加减。药如当归、川芎、赤芍、丹参、蒲黄、五灵脂、乳香、没药、香附、延胡索等。如反复呕血、便血，加参三七、白及收敛止血。出血后气虚血少、神疲舌白、脉细弱者，可加党参、黄芪、白术健脾益气。如有虚热、舌质红、脉细数者，加生地、玄参、丹皮养阴清热。

[饮食护理] 选用当归青皮饮：当归 12 g、青皮 12 g，水煎代茶饮。

[预防] 胃痛除药物治疗外，对于饮食的调摄非常重要，应努力做到少食多餐，细嚼慢咽，饮食要易于消化，切忌生冷。同时要经常保持情绪的乐观、精神的舒畅。

七、眩晕

眩晕是指以头晕目眩为主要临床表现的一类病证。眩即眼花，指眼前视物昏花或模糊；晕即头晕，指自觉周围物体旋转，站立不稳，两者常同时并见，故称眩晕。眩晕的发作，症状轻重不一，轻者自觉头晕眼花，闭目即止；重者如坐舟车，自觉周围物体旋转不已，以致不能站立而突然晕倒，并可伴有恶心、呕吐、心悸、耳鸣等症状。

[病因病机] 眩晕的发生与肝、脾、肾三脏阴阳偏盛偏衰有密切关系，可大致归纳为以下几个方面。

（1）肝阳上亢 素体阳盛，阴亏于下，阳亢于上，或因长期忧郁恼怒，气郁化火，使肝阴暗耗，肝阳偏亢，阳升风动，上扰清窍，或肾阴素亏，水不涵木，阴虚阳亢，发为眩晕。

（2）气血不足 久病不愈，耗伤气血，或失血之后，虚而不复，或思虑过度，暗耗阴血，以致气血不足，不能上荣，发为眩晕。

（3）肾精亏虚 先天不足，肾阴不充；或年老肾亏，或房劳过度，肾精不足，不能上充于脑，髓海空虚，而发为眩晕。

（4）痰浊中阻 恣食肥甘，脾胃受伤，健运失调，水湿内停；或脾虚湿盛之人，均可聚湿生痰，以致痰浊中阻，清阳不升，浊阴不降，发为眩晕。

[辨证施护] 眩晕辨证首当分清虚实。实证以肝阳、痰浊较为多见，治当分别以平肝或化痰为法；虚证以气血亏虚、肾精亏虚为常见，治疗当分别以益气补血或补肾为法。

1. 肝阳上亢

[临床表现] 头晕目眩，头痛且胀，每因烦劳恼怒而诱发或加重，性情急躁易怒，面红目赤，少寐多梦，口苦，舌质偏红，苔黄，脉弦数。

[护理原则] 平肝潜阳。

[方药护理] 天麻钩藤饮加减。药如天麻、钩藤、石决明、白蒺藜、决明子、桑叶、菊花、桑寄生、怀牛膝、黄芩等。肝火偏旺、面红目赤、烦热口苦、脉弦数者，加龙胆草、夏枯草、丹皮等清泻肝胆。肝肾阴虚、眩晕时发、神疲脉细者，加制首乌、生地、白芍、枸杞子等滋养肝肾。肝阳化风、肢麻手抖者，加龙骨、牡蛎、地龙息风潜阳。

[饮食护理] 选用芹菜菊花粥：芹菜 50 g、菊花 20 g、粳米适量，煮粥食用。

2. 痰浊中阻

[临床表现] 眩晕而见头重如蒙，或眩晕急剧，自身或景物旋转，胸闷纳呆，恶心呕吐，食少多寐，舌苔白腻，脉濡滑或弦滑。

[护理原则] 燥湿化痰，和胃止呕。

[方药护理] 半夏白术天麻汤加减。药如制半夏、天麻、苍术、白术、陈皮、茯苓、泽泻。呕吐甚者加旋覆花、代赭石降逆止呕；痰郁化热、烦热口苦、舌苔黄腻、脉滑数者，去苍术、白术，加黄芩、胆南星、竹茹清热化痰；心烦不寐者加黄连以清心除烦。

[饮食护理] 选陈皮茶：陈皮 10 g，代茶饮。

3. 气血亏虚

[临床表现] 眩晕动则加剧，劳累即发，心悸气短，神倦乏力，饮食减少，面色不华，舌质淡，脉细弱。

[护理原则] 益气补血，健运脾胃。

[方药护理] 归脾汤加减。药如党参、黄芪、白术、当归、白芍、炙甘草、酸枣仁、茯神、远志、陈皮。若血虚甚者用当归补血汤加熟地、枸杞、山药、阿胶等；若中气不足、时时眩晕、便溏、脉软无力者，宜用补中益气汤治疗。

[饮食护理] 选用莲子红枣粥：莲子 50 g、红枣 20 枚，加入糯米适量煮粥，冰糖调味食用。

4. 肾精亏虚

[临床表现] 眩晕日久，头脑空痛，耳鸣如蝉，入夜为甚，精神萎靡，腰膝酸软，怔忡健忘。偏肾阴虚者伴有五心烦热，舌红，脉细数；偏肾阳虚者伴见畏寒肢冷，舌淡，脉沉细。

[护理原则] 补肾益精，充养脑髓。

[方药护理] 偏肾阴虚者宜滋补肾阴，用左归丸加减，药如生熟地、山茱萸、山药、枸杞子、白菊花、制首乌、桑葚、怀牛膝、龟板等。

偏肾阳虚者宜温补肾阳，用右归丸加减，药如熟地、山茱萸、山药、枸杞子、菟丝子、仙灵脾、附子、肉桂等。若虚阳亢盛、眩晕严重者，上方均宜加龙骨、牡蛎以镇摄浮阳。

[饮食护理] 选用海参冰糖羹。海参 30 g，水煮熟后，加冰糖适量，日服一次。

[预防] 注意劳逸结合，节制房事，保持心情舒畅；对中年以上时发眩晕者，须防中风之可能。宜戒烦恼，忌躁怒，起居要有节，饮食宜清淡，少食肥甘厚味、辛辣刺激食物，并应戒酒，宜适当增加体力活动等。

八、心悸

心悸又称心悸动，是指患者自觉心中悸动、惊惕不安，甚至不能自主的一种病症。亦有称为惊悸或怔忡的，两者都以心中动悸不安为主。由惊恐诱发，心悸时作时止者称为惊悸，病情较轻；不因惊恐而发，心中动摇不宁无休止者，谓之怔忡，病情较重。

（一）病因病机

心悸的发生与体质虚弱、情志因素以及外邪入侵或药物中毒等因素有关。

1. 体质虚弱

可由先天禀赋不足、久病体虚或各种失血、劳欲过度等造成气血阴阳的虚弱，以致心失所养而发为心悸。

2. 情志因素

如忧思惊恐、精神过度紧张致心神不宁而引起心悸；或情志不畅，肝气郁结，气郁化火，灼津为痰，痰火上扰心神而为心悸。

3. 外邪入侵

特别是风寒湿邪侵袭肌腠、关节，痹阻经脉，内犯于心，导致心脉痹阻，血运不畅发为心悸。

4. 药物中毒

某些药物过量或毒性较剧损及于心，引起心悸，如中药附子、乌头，或西药锑剂、洋地黄、奎尼丁、阿托品等。

（二）辨证施护

心悸辨证当分清虚实，气血阴阳亏虚、心神失养者，多为虚证，治疗当分别选用补气、益血、滋阴、温阳等法。因痰热扰动心神及瘀血阻滞心脉者多见实证，可分别予以清热化痰、活血化瘀等法。虚实夹杂者又须辨别主次缓急，相应兼顾。同时还当根据心神不宁的特点，酌情加入镇心安神的药物，如酸枣仁、柏子仁、茯神、磁石、龙骨、牡蛎等。

1. 心虚胆怯

[临床表现] 心悸不宁，善惊易恐，坐卧不安，头晕目眩，少寐多梦且易惊醒，恶闻声响，舌苔薄白，脉弦细。

[护理原则] 镇惊定志，养心安神。

[方药护理] 安神定志丸加减。药如茯苓、远志、人参、石菖蒲、龙齿、茯神、朱砂。兼心阴不足、心烦口干者，加麦冬、玉竹。若善惊易恐者，重用酸枣仁，并加龙齿以镇心安神。

[饮食护理] 选用蠲怯汤：合欢皮 20 g（包）、粳米适量，加水煮粥，加酸枣仁 6 g 同食。

2. 气血不足

[临床表现] 心悸不安，头晕目眩，气短自汗，神疲乏力，纳呆食少，少寐多梦，健忘，面色不华，舌淡，脉细弱。

[护理原则] 补血养心，益气安神。

[方药护理] 归脾汤加减。药如黄芪、党参、白术、炙甘草、熟地、当归、酸枣仁、远志、茯神、五味子、龙眼肉。兼心阴不足、心烦口干者，加麦冬、玉竹。气阴两虚见脉结代者，重用炙甘草，再加桂枝或用炙甘草汤加减。若心气虚怯，出现善惊易恐者，重用酸枣仁，并加龙齿以镇心安神。

[饮食护理] 选用党参琥珀炖猪心：党参 5 g、琥珀粉 5 g、猪心一个，加水炖熟食用，隔日一次。

3. 阴虚火旺

[临床表现] 心悸不宁，心中烦热，少寐多梦，耳鸣腰酸，头晕目眩，舌红少津，少苔或无苔，脉细数。

[护理原则] 滋阴降火，镇心安神。

[方药护理] 黄连阿胶汤加减。药如黄连、阿胶、白芍、鸡子黄、生地、麦冬、酸枣仁、柏子仁、朱茯神、灵磁石等。肾阴亏虚而相火妄动见遗精者，加熟地、龟板、黄檗、知母滋阴降火。

[饮食护理] 选用百合冰糖水：取百合 15 g，水煎，加冰糖适量服用。

4. 心脉瘀阻

[临床表现] 心悸，胸闷不舒，甚则心前区有阵发性刺痛，面唇紫暗，舌紫暗或有瘀斑，脉细涩或结代。

[护理原则] 活血化瘀，理气止痛。

[方药护理] 血府逐瘀汤加减。药如当归、赤芍、川芎、丹参、桃仁、红花、枳壳、郁金、延胡索、三七。夹有痰浊、胸满闷痛、舌苔浊腻者，加瓜蒌、薤白豁痰通络。如兼有气血阴阳亏虚者，分别酌加相应的补益药物。

5. 心阳不振

[临床表现] 心悸不宁，胸闷气短，动则尤甚，面色苍白，形寒肢冷，舌淡苔白，脉沉细或结代。

[护理原则] 温补心阳，安神定志。

[方药护理] 桂枝甘草龙骨牡蛎汤加味。药如桂枝、炙甘草、白术、五味子、生龙骨、煅牡蛎、人参、附子等。阳虚寒饮上逆、头目眩晕、恶心呕吐者，去五味子加陈皮、半夏、茯苓健脾燥湿化痰。阳虚水泛、面浮肢肿者，去五味子、龙骨、牡蛎，加猪苓、茯苓、泽泻、车前子利水消肿。

[预防] 注意精神调摄，避免喜怒或思虑过度等精神刺激。本病的诱发或发生与气候异常有关，特别是阴雨、寒凉等因素常诱发或导致本病的发生，故应注意生活起居，寒温应适宜。饮食宜注意避免膏粱厚味，忌烟酒，宜清淡、低盐，勿过饱，多食新鲜蔬菜、水果，保持大便通畅。

九、水肿

水肿是指肺、脾、肾三脏功能失调，三焦决渎失司，膀胱气化不利所致的体内水液潴留，泛溢肌肤，引起头面、四肢，甚至全身水肿，小便不利等为主要临床表现的一种病症。

[病因病机] 水肿的产生主要是由于外感风邪水湿，或因内伤饮食劳倦，导致水液代谢发生障碍，水湿泛滥而成。人体水液的运行，赖以五脏的气化，其中与肺、脾、肾三脏的关系最为密切，而引起肺、脾、肾三脏功能失调的原因主要有以下几个方面。

1. 风邪外袭，肺失通调

风邪袭表，肺失宣降，肺气不宣则皮毛开合失常，汗液不得外泄；肺气不降则不能通调水道下输膀胱，以致风遏水阻，风水相搏于肌表，发生水肿。

2. 感受水湿，内归脾肺

居处潮湿，或冒雨涉水，水湿内侵，脾为湿困，健运失职，水湿内停，泛溢肌肤而为水肿。

3. 饮食劳倦，损伤脾胃

饮食不节，劳倦太过，致脾气日亏，运化失职，水湿停聚而形成水肿。

4. 劳欲过度，内伤肾元

肾虚则开合不利，不能化气行水，以致水液停聚，泛滥横溢则产生水肿。

一般因风邪外袭或感受水湿多属阳水实证，风胜者重在肺，湿胜者重在脾。因内伤饮食、劳欲过度而致脾肾亏虚而成水肿者多属阴水虚证。阳水迁延不愈致阳气日衰，水邪日盛，可转为阴水；若阴水复感外邪而水肿增剧，亦可转为阳水标实证候。

[辨证施护] 水肿辨证首先应当分阳水、阴水两大类。阳水起病急骤，大多从头面肿起，肿势以腰以上为剧，皮色光亮薄急，按之虽凹陷但比较容易恢复。阳水属实，有风水相搏、水湿浸渍和湿热壅盛等证。阴水起病较缓，病程较长，水肿大多从腰以下肿起，按之凹陷不起。阴水属虚，有脾阳不振和肾阳虚衰之分。阳水治当祛邪，可予发汗、利水、攻逐等法。阴水治当扶正祛邪，应予健脾温肾、通阳利水。肿退后以本虚为主，当根据脏腑气血、阴阳的亏损而分别予以补养。

（一）阳水

1. 风水相搏

[临床表现] 初起眼睑水肿，继则四肢及全身皆肿，来势迅速，皮肤光亮，按之凹陷易于恢复，小便量少，多有恶寒发热、无汗、肢节酸痛，舌淡红，苔薄白，脉浮。

［护理原则］疏风解表，利水消肿。

［方药护理］越婢加术汤加减。药如麻黄、生石膏、白术、大枣、生姜、甘草、茯苓、泽泻、车前子等。风热偏重、咽喉红肿、舌质偏红、脉浮数者，加金银花、连翘、桔梗、板蓝根等以清热解毒；咳嗽重者加桑白皮、前胡、杏仁宣肺止咳；胸闷气喘者可加葶苈子降气平喘。

［饮食护理］选用赤小豆汤：将赤小豆 30 ～ 60 g 水煮，食豆饮汤。

2. 水湿浸渍

［临床表现］周身水肿，按之没指，不易恢复，身重困倦，纳呆泛恶，脘腹作胀，便溏，小便量少，舌苔白腻，脉沉缓。

［护理原则］健脾化湿，通阳利水。

［方药护理］胃苓汤合五皮饮加减。药如桂枝、苍术、白术、猪苓、茯苓皮、生姜皮、陈皮、大腹皮、泽泻等。如上半身肿甚而兼喘者，加麻黄、杏仁宣肺平喘；下半身肿甚而难行者，加厚朴、川椒。湿胜阳微、畏寒肢冷、脉沉迟者，加附子、干姜温阳利水。

［饮食护理］服用薏苡仁粥：薏苡仁 30 g、粳米适量加水煮粥，白糖调味食用。

3. 湿热壅盛

［临床表现］遍身水肿，肿势甚剧，皮肤绷紧光亮，脘腹胀满，烦热口渴，小便短赤，大便干结，舌苔黄腻，脉沉数或濡数。

［护理原则］清热利湿消肿。

［方药护理］疏凿饮子加减。药如商陆、槟榔、厚朴、川椒、茯苓皮、大腹皮、木通、泽泻、赤小豆。烦热口渴者加栀子、黄连、黄檗苦寒清热；喘甚者加葶苈子降气平喘；腹部胀大、二便涩少者，可加生大黄、牵牛子通腑逐水。

［饮食护理］服用冬瓜绿豆汤：先煮绿豆 30 g，熟透时，加冬瓜 60 g，煮熟食用。

（二）阴水

1. 脾阳不振

［临床表现］肢体水肿，腰以下为甚，按之凹陷难以恢复，脘腹胀闷，纳少神疲，溲少便溏，舌淡苔白滑，脉沉缓或沉弱。

［护理原则］温中健脾，行水消肿。

［方药护理］实脾饮加减。药如制附片、干姜、白术、茯苓、桂枝、川椒、大腹皮、木香。脾虚湿盛、苔白厚腻者加苍术、厚朴燥湿健脾；气虚息短者加党参、黄芪、山药健脾益气。

［饮食护理］选用茯苓山药粥：茯苓 30 g、山药 30 g，水煎取药汁，另水煮粳米 60 g，待粥将成时加入药汁，煮熟食用。

2. 肾阳虚衰

［临床表现］面浮肢肿，腰以下为甚，按之凹陷久久不起，腰痛酸重，畏寒肢冷，神疲乏力，小便量少或反多，面色灰暗或㿠白，舌淡胖，脉沉细或沉迟无力。

［护理原则］温肾助阳，化气行水。

［方药护理］真武汤加减。药如制附片、桂枝、白术、山药、茯苓、泽泻、生姜、仙灵脾、巴戟天等。气虚喘息、自汗、不得平卧者，加党参、黄芪、五味子健脾益气；病延日久、损及肾阴、见咽干舌红者，去鹿角、巴戟天，加熟地、山茱萸滋补肾阴；水肿消退后，一般以气血

两虚、脾肾阳虚、肝肾阴虚为多见，可分别予以补养气血、温补脾肾、滋养肝肾为法调治。

［饮食护理］ 选用黑豆鲤鱼汤：黑豆 200 g，鲤鱼 1 条取肉后加水同煮，饮汤食鱼及豆，一日分两次服，连服 5 ～ 7 日。

［预防］ 凡水肿者宜远酒色，适寒温，禁食盐、醋、虾、蟹等食物。一般要到水肿消退三个月后才可予低盐饮食，并逐渐增加至普通饮食。

参考文献

[1] 许明山 . 许明山针灸说 [M]. 昆明：云南科技出版社，2014.

[2] 朱兵 . 系统针灸学 [M]. 北京：人民卫生出版社，2015.

[3] 王华 . 针灸学 [M]. 北京：高等教育出版社，2008.

[4] 吴绪平，沈玉杰 . 中华内热针临床诊断与治疗 [M]. 北京：中国医药科技出版社，2015.

[5] 杨金生，王莹莹 . 中医针灸传承集粹 [M]. 北京：中国中医药出版社， 2015.

[6] 秦敏 . 岭南飞针疗法 [M]. 广州：广东科技出版社，2020.

[7] 欧阳忠兴 . 中医呼吸病学 [M]. 北京：中国医药科技出版社，1994.

[8] 冯维斌，刘伟胜 . 呼吸系统疾病中医临床诊治 [M]. 北京：人民卫生出版社，2005.

[9] 罗云坚 . 消化科专病中医临床诊治 [M]. 北京：人民卫生出版社，2000.

[10] 杨春波 . 现代中医消化病学 [M]. 福州：福建科学技术出版社，2007.

[11] 余莉芳 . 上海名老中医治疗消化病经验精粹 [M]. 北京：中国中医药出版社，2007.

[12] 屈松柏 . 实用中医心血管病学 [M]. 北京：科学技术文献出版社，1993.

[13] 刘红旭 . 名老中医心血管疾病治疗经验集 [M]. 北京：军事医学科学出版社，2009.

[14] 何立人 . 何立人谈心血管病 [M]. 上海：上海科技教育出版社，2005.

[15] 方朝晖 . 内分泌病中医临床精要 [M]. 合肥：安徽科学技术出版社，2009.

[16] 谌剑飞 . 现代中医内分泌病学 [M]. 上海：上海医科大学出版社，1995.

[17] 雷磊 . 内分泌与代谢病名家医案 . 妙方解析 [M]. 北京：人民军医出版社，2007.

[18] 谢艳萍 . 早期康复护理对老年心血管病患者的疗效观察 [J]. 人人健康，2020，10.

[19] 刘培会 . 中医康复护理在脑卒中肢体功能障碍患者中的效果分析 [J]. 医药前沿，2019，11 .

[20] 周洁，杨雪 . 中医康复护理对心力衰竭患者心功能及预后的影响 [J]. 人人健康，2019，21.

[21] 冀利秀 . 细节管理在中医康复护理管理中的应用效果观察 [J]. 中国卫生产业，2019，01.

[22] 施英 . 中医康复护理促进肢体功能恢复的效果分析 [J]. 实用临床护理学电子杂志，2019，45.

[23] 吴金丽 . 中西医结合护理在老年糖尿病中的应用体会 [J]. 内蒙古中医药，2017，10.

[24] 张小琴，杨婵婵 . 中西医结合护理在老年糖尿病患者中的应用及效果分析 [J]. 糖尿病新世界，2017，14.